Dr. Archana Queen
Dr. Manmeet Gulati
Dr. Manmohit Singh

Digitalização em Prótese Dentária

Dr. Archana Queen
Dr. Manmeet Gulati
Dr. Manmohit Singh

Digitalização em Prótese Dentária

ScienciaScripts

Imprint

Any brand names and product names mentioned in this book are subject to trademark, brand or patent protection and are trademarks or registered trademarks of their respective holders. The use of brand names, product names, common names, trade names, product descriptions etc. even without a particular marking in this work is in no way to be construed to mean that such names may be regarded as unrestricted in respect of trademark and brand protection legislation and could thus be used by anyone.

Cover image: www.ingimage.com

This book is a translation from the original published under ISBN 978-620-7-65155-9.

Publisher:
Sciencia Scripts
is a trademark of
Dodo Books Indian Ocean Ltd. and OmniScriptum S.R.L publishing group

120 High Road, East Finchley, London, N2 9ED, United Kingdom
Str. Armeneasca 28/1, office 1, Chisinau MD-2012, Republic of Moldova, Europe
Printed at: see last page
ISBN: 978-620-7-75919-4

Índice

Capítulo 1: Introdução

A inovação e a melhoria sempre fizeram parte do campo da medicina dentária. O sucesso das inovações é fortemente influenciado pelas atitudes, expectativas, relações de trabalho e interesses do dentista.1 Os avanços mais recentes na medicina dentária envolveram a aceitação da tecnologia digital em todas as formas para proporcionar uma qualidade superior de cuidados e melhorar a experiência do paciente.

A crescente influência dos meios de comunicação social no público em geral alimentou uma revolução cultural estética que levou os clínicos a responder às expectativas estéticas dos pacientes de hoje, o que conduz ao desenvolvimento de materiais e técnicas avançados. Isto conduziu a novos focos de investigação e a novas oportunidades no que diz respeito aos fluxos de trabalho clínicos, bem como ao fabrico de restaurações dentárias.[2]

A moldagem e o consequente fabrico de restaurações são procedimentos que, normalmente, estão repletos de oportunidades de erro. Embora muitos dentistas cheguem a um ponto em que conseguem efetuar o procedimento com confiança, podem ainda encontrar um passo em falso ocasional. Os métodos tradicionais de moldagem requerem uma técnica e um manuseamento excelentes para criar uma restauração bem ajustada.[3]

As impressões convencionais em massa de vidraceiro foram consideradas tão precisas como as técnicas de impressão digital.

Com muitas outras melhorias na tecnologia dentária que tiveram lugar, particularmente na última década, há uma rápida explosão no campo das impressões digitais, o que é revolucionário. A moldagem digital cria uma mudança do conceito de fazer uma moldagem física na boca do paciente para uma tecnologia que utiliza o conceito de desenvolver uma réplica exacta dos dentes.[4]

Durante os últimos anos, o interesse no fabrico de próteses completas amovíveis concebidas por computador tem crescido intensamente. Os avanços clínicos e tecnológicos inovadores são as forças motrizes. Permitem a criação de fluxos de trabalho novos e mais eficientes, o aparecimento de procedimentos modificados e mais fáceis e a utilização de biomateriais alternativos com propriedades melhoradas.[5]

Recentemente, a introdução de dispositivos de moldagem digital na profissão de dentista ofereceu a possibilidade de restaurações muito mais bem ajustadas, capacidades de captura de dados melhoradas e maior produtividade para o dentista. Outros benefícios associados às restaurações dentárias geradas por desenho assistido por computador/fabricação assistida por computador (CAD/CAM) incluem o acesso a materiais novos, quase sem defeitos, pré-fabricados industrialmente e controlados; um aumento da qualidade e reprodutibilidade; armazenamento de dados; uma melhoria na precisão e planeamento; e um aumento da eficiência.[6]

Nas últimas duas décadas, assistiu-se a uma revolução digital. Esta revolução teve um impacto tanto na prática clínica como nos métodos laboratoriais. As mudanças tecnológicas que estão a ocorrer estão a revolucionar verdadeiramente a forma como a medicina dentária é praticada e a forma como os laboratórios estão a fabricar restaurações.[2] A digitalização modificou vários aspectos dos procedimentos de prótese dentária. Tornou-se parte integrante da prótese dentária moderna, o que permitiu ao protésico realizar vários procedimentos com facilidade e maior perfeição.[7] Os procedimentos baseados em computador são frequentemente elogiados por serem mais seguros e economicamente mais eficientes, confortáveis e precisos do que os seus antecessores. Existe um âmbito infinito de digitalização e tecnologia na prótese dentária, quer seja nos procedimentos clínicos e laboratoriais, como a utilização da tecnologia CAD-CAM, a litografia estéreo, a prototipagem rápida, a utilização de articuladores virtuais e arcos faciais digitais, radiografias digitais, ou no campo da formação, educação e investigação através da utilização de programas de pacientes virtuais, softwares dentários e meios audiovisuais.[7]

A afirmação de que os fluxos de trabalho dentários irão mudar devido à digitalização é agora amplamente aceite. Cirurgiões dentários e implantologistas de renome, como o Professor Daniel Wismeijer do Centro Académico de Medicina Dentária de Amesterdão, reconhecem o impacto da digitalização na profissão de dentista. O Prof. Wismeijer descreve a medicina dentária digital da seguinte forma: Wismeijer descreve a medicina dentária digital da seguinte forma: "O paciente continuará a ser analógico e a peça que recebe na boca (ponte, coroas, etc.) é analógica. Tudo o que estiver no meio tornar-se-á digital". E continua: "com o apoio da medicina dentária digital, todo o mundo (consultórios, laboratórios, etc.) pode ser envolvido na otimização da cadeia de valor".[8]

Nos últimos anos, a literatura apresenta uma série de relatórios sobre os métodos CAD/CAM que têm sido utilizados em medicina dentária. Igualmente impressionante é o número de artigos que relatam o sucesso clínico e as características melhoradas das restaurações fabricadas por estes métodos CAD/CAM. [4]

É com este objetivo que a digitalização, sendo tão importante na prática dentária, deve ser bem compreendida. A gama de desenvolvimentos tem de ser conhecida, o que dá uma margem infinita de revisão. A substituição dos métodos convencionais por novas tecnologias digitais é uma tendência fundamental que está a revolucionar a indústria dentária e que já está a ter um impacto no planeamento do tratamento e na realização de moldagens, bem como na conceção e fabrico de restaurações.

Capítulo 2: História e evolução dos sistemas de impressão digital

As inovações têm um impacto demonstrável. A profissão de dentista evolui continuamente em torno da inovação e da melhoria. Os avanços históricos em matéria de saúde pública, ao visarem a sensibilização para a saúde oral, para uma maior compreensão da fisiopatologia da periodontite, para a melhoria dos materiais e equipamentos dentários e para o avanço das terapias e resultados clínicos ao longo da segunda metade do século XX, proporcionam um forte empenho profissional nos cuidados de saúde oral e no bem-estar. Existem desafios contínuos no que diz respeito ao acesso aos cuidados de saúde oral, ao impacto do envelhecimento nos cuidados de saúde oral, à compreensão da relação entre a saúde oral e a saúde sistémica, ao fornecimento de restaurações duradouras que melhorem a saúde e ao negócio da medicina dentária.9 Os dentistas aperceberam-se de que a construção de uma restauração protética exigia uma captura detalhada dos tecidos orais, bem como a fabricação de moldes em pedra. Para atingir estes objectivos, os materiais de moldagem eram essenciais.[10]

O conceito de processo de moldagem em medicina dentária teve início em meados de 1800. O fabrico de vários modelos dentários a partir de moldes já existia desde o século XVIII, a fim de assegurar a reprodução da condição intra-oral com a maior precisão possível, o que acabaria por melhorar a qualidade da restauração.[10] A cera de abelha representa o primeiro material de moldagem, enquanto os marcos importantes durante a evolução histórica dos materiais de moldagem dentária são considerados a introdução de moldeiras dentárias no início de 1800 e a invenção da guta-percha, resinas termoplásticas e gesso de Paris. A técnica de moldagem dupla (correctiva), juntamente com o conceito de moldagem funcional que foi estabelecido após meados de 1800, também são identificados como inovações fundamentais.[11]

Em 1856, o Dr. Charles Stent utilizou um material de moldagem para o fabrico de um dispositivo com o seu nome para a correção de deformidades orais. Depois, em 1857, Charles Stent criou um composto de modelagem termoplástico semelhante ao composto de moldagem atual. No entanto, o problema com este material era o facto de ser rígido e não conseguir reproduzir áreas com rebaixos. Todos os materiais de moldagem utilizados até essa data tornavam-se rígidos após a presa e não conseguiam copiar os tecidos orais com precisão.[11] Assim, houve sempre a necessidade de um material de moldagem que pudesse permanecer elástico mesmo após a presa. Foi então que o ágar, um hidrocolóide reversível fabricado a partir de algas, foi introduzido na medicina dentária. Sears introduziu o material de impressão de ágar para coroas. O Impregum foi o primeiro material elastomérico introduzido pela ESPE em 1965.[13]

Durante o século XX, os avanços no desenvolvimento de materiais abrandaram significativamente, uma vez que a maioria dos materiais de moldagem actuais já tinha sido inventada. No entanto, a introdução de materiais de moldagem elastoméricos no campo da prótese dentária, que ofereciam as vantagens da precisão e estabilidade dimensional, melhorou substancialmente tanto a precisão da moldagem como a qualidade da restauração final.[14] Atualmente, o médico dentista tem acesso a uma variedade de materiais de moldagem e deve estar ciente das suas propriedades, indicações e limitações. Além disso, embora estejam a ser feitas tentativas contínuas para melhorar estes materiais, ainda não foi desenvolvido o material de moldagem ideal.

Para ultrapassar várias complicações associadas aos materiais, o conceito de digitalização evoluiu. Os avanços mais recentes na medicina dentária envolveram a adoção de tecnologias digitais em todas as formas para melhorar a qualidade dos cuidados e as experiências dos pacientes. Desde o consultório, onde os registos digitais dos pacientes estão a substituir os ficheiros em papel, até à sala de tratamento, onde as imagens de feixe cónico e as imagens 3D estão a substituir as radiografias em película. Todos estes avanços levaram muitos anos a alcançar o sucesso no sector em questão.[10]

Nos últimos anos, os scanners digitais intra-orais foram desenvolvidos como uma alternativa às técnicas de moldagem convencionais para evitar procedimentos complicados e morosos. O CAD/CAM (Computer Aided Design/Computer Assisted Manufacturing) tem sido utilizado desde 1960 no fabrico de aviões e automóveis.

A ampla disseminação das tecnologias digitais em medicina dentária começou no início dos anos 90 com a introdução da radiografia digital e das primeiras versões de digitalização intra-oral e de coroas de desenho e fabrico assistido por computador (CAD/CAM). O desenvolvimento da tomografia computorizada de feixe cónico (CBCT) anunciou uma segunda vaga de entusiasmo, uma vez que as imagens tridimensionais da região craniofacial ofereciam novas vantagens no diagnóstico e na terapia. Com as melhorias na tecnologia e nos materiais, foram alcançadas novas conquistas na medicina dentária clínica. No mesmo dia, foi possível obter restaurações no consultório de notável fidelidade dimensional e estética

A primeira aplicação de CAD/CAM em medicina dentária foi feita pelo Dr. François Duret na década de 1970 na sua tese "Impressão Ótica".[12] Em 1980, o processo digital CEREC foi desenvolvido na Universidade de Zurique. CEREC significa "Chair side Economical Restoration of Esthetic Composites" (Restauração Económica de Compósitos Estéticos na Cadeira). Este sistema de consultório permitiu que os clínicos em consultórios privados desenhassem de forma independente e também maquinassem restaurações de cerâmica dentária numa questão de horas, possibilitando a reconstrução numa única consulta. Em 1984, Duret inventou e patenteou um dispositivo CAD/CAM e ilustrou o fabrico de coroas em 4 horas.[14]

Ao mesmo tempo, o Dr. Werner Mormann e o Dr. Brandestini criaram o primeiro sistema de impressão digital orientado para o lucro, o CEREC1 , em 1985.[12] Em 1986, a Siemens obteve a licença para comercializar e desenvolver o método CEREC. Em 1987, foi lançado o CEREC1, o primeiro sistema CAD/CAM do mundo em medicina dentária. O CEREC2 foi introduzido em 1994. O CEREC1 permitia uma visualização bidimensional (2-D) limitada das imagens digitalizadas e era capaz de fabricar exclusivamente inlays para cimentação imediata.[13]

O CEREC1 combinou um scanner digital tridimensional (3D) com uma unidade de fresagem para criar restaurações dentárias a partir de blocos de material cerâmico disponíveis no mercado numa única consulta. Ao contrário do método utilizado no passado para criar coroas dentárias, o sistema CEREC 3D utiliza imagens digitais 3D em vez de impressões em cera para fazer uma coroa dentária. Um dos aspectos positivos destas imagens digitais é o facto de serem mais detalhadas do que um molde de cera, dando uma aparência mais natural ao dente. Isto faz com que uma coroa CEREC se ajuste melhor do que uma que é concebida num laboratório dentário.[13]

A Siemens vendeu a sua divisão dentária, o que resultou no nascimento da Sirona Dental Systems. O Dr. Mormann também licenciou atualmente a Sirona

Systems. O Cerec 3 e o Cerec 3D foram introduzidos em 2000 e 2003. Em 2001, a Cadent introduziu o sistema Ortho CAD, que podia conceber uma configuração virtual de modelos digitais 3D, moldeiras de colagem indireta.[13]

Em 2003, foi introduzido o software 3D, que permitiu aos dentistas construir restaurações com base em modelos tridimensionais gerados por computador. Mais tarde, em outubro de 2006, a Bronte's Technologies, em Lexington, construiu os Lava Chair side Oral Scanners (C.O.S). A Cadent desenvolveu os sistemas de impressão digital iTero em consultório em 2006 e, em 2008, já era capaz de digitalizar a arcada completa. Também apresentou o sistema iOC para utilizadores do iTero no final de 2009. Os scanners de verdadeira definição foram introduzidos pela 3M ESPE em 2012 e, seis meses mais tarde, o Lythos foi lançado pela Ormco.[14]

Em 2009, a Sirona lançou o CEREC AC Bluecam, que se baseia numa luz azul de ondas curtas que aumentou significativamente a precisão das digitalizações em comparação com o Redcam. O último desenvolvimento da tecnologia CEREC foi revelado em 2012. Foi a câmara intra-oral Omnicam.[12]

Também em 2012, Schmitter et al descreveram o fabrico em consultório de uma faceta cerâmica CAD/CAM, com a utilização de uma técnica de mock up em resina composta para facilitar o processo de fabrico numa única consulta. Uma fina faceta de 0,4 mm feita de cerâmica de dissilicato de lítio foi utilizada para corrigir a forma do dente malformado com uma preparação minimamente invasiva, utilizando um sistema CAD/CAM em consultório.[15]

Rinke S et al, em 2013, descreveram um novo método para o fabrico de sobredentaduras suportadas por implantes que são rigidamente retidas por pilares cónicos personalizados, fresados a partir de titânio comercialmente puro, utilizando tecnologia CAD/CAM e software de desenho 3D. Em 2019, provou-se que a retenção da RPD digital fabricada com impressão digital, desenho digital e fundição de um padrão impresso em 3D era superior à da RPD convencional.[16]

Atualmente, a digitalização desenvolveu-se ao ponto de a precisão do posicionamento dos dentes protéticos em próteses construídas digitalmente ser mais apreciada do que nas próteses convencionais fabricadas em laboratório dentário. À medida que as técnicas e as vantagens aumentavam, a década mais recente de atividade dos primeiros utilizadores alimentou a inovação. A tecnologia digital está a provocar uma mudança notável na prática da Prostodontia. Assim, a tecnologia digital pode ser considerada uma bênção para o mundo da medicina dentária e pode tornar-se um procedimento de rotina num futuro próximo. ,[1314],[15]

Capítulo 3: Vantagens e desvantagens dos scanners

Com o avanço da tecnologia 3D e a utilização crescente de IOS "s em clínicas dentárias, a integridade das impressões intra-orais digitalizadas tem de ser revista. Os resultados dos vários sistemas IOS foram considerados variáveis nas investigações. Embora a eficiência dos sistemas IOS pareça ser prospetiva, não estão isentos de falhas. Neste capítulo, serão discutidos os vários prós e contras dos scanners.

VANTAGENS

MAIS ZONA DE CONFORTO PARA O PACIENTE

A capacidade de capturar diretamente toda a informação da arcada dentária do paciente, e consequentemente os seus modelos 3D, sem realizar impressões físicas convencionais, é uma das vantagens das impressões ópticas. De facto, as impressões físicas convencionais podem causar desconforto momentâneo ao paciente devido ao incómodo e dificuldade dos materiais posicionados nas moldeiras. Alguns pacientes com forte reflexo de vómito, ou crianças, parecem não tolerar o procedimento convencional. Para estes doentes, a substituição dos materiais de moldagem convencionais é uma vantagem; a moldagem ótica é, por isso, apreciada. A moldagem ótica diminui significativamente o desconforto do paciente em comparação com a técnica clássica. Elimina facilmente a necessidade de materiais e moldeiras, que são incómodos para o paciente. Os pacientes tendem a preferir mais as impressões ópticas do que as impressões tradicionais.

EFICIÊNCIA TEMPORAL

As impressões ópticas são eficientes em termos de tempo, uma vez que reduzem consideravelmente os tempos de trabalho e, por conseguinte, os custos, em comparação com os métodos convencionais. Com os últimos dispositivos introduzidos e os recentes avanços tecnológicos no mercado, permite a captura de uma digitalização da arcada completa em menos de 3 minutos. De facto, com as impressões ópticas, não há necessidade de vazar moldes de pedra e obter modelos físicos de gesso, uma vez que é possível enviar por e-mail os modelos virtuais 3D sob a forma de ficheiros STL do paciente diretamente para o laboratório dentário e não há necessidade de entregar nada por correio. Isto permite poupar tempo e dinheiro de forma considerável. Consequentemente, um dentista eficiente e seguro também parece mais "atrativo" para o paciente, o que pode ajudar a aumentar os níveis de confiança.[18] Além disso, os ficheiros capturados durante as impressões ópticas podem ser importados para o software de desenho assistido por computador (CAD); uma vez concluído o desenho da restauração, estes ficheiros podem ser transferidos para o software de fabrico assistido por computador (CAM) e colocados na máquina de fresagem. As restaurações (em diferentes materiais) assim obtidas serão caracterizadas e estarão prontas para aplicação clínica.

PRECISÃO

Uma das maiores vantagens do IOS é a exatidão da digitalização em comparação com as impressões convencionais. Em última análise, a exatidão é a soma da veracidade e da precisão. Por conseguinte, um IOS deve ser tão verdadeiro quanto possível, ou seja, ser capaz de detetar qualquer detalhe da impressão e permitir a criação de um modelo 3D virtual tão semelhante quanto possível ao modelo real, e que pouco ou nada se desvie da realidade[1].Os scanners actuais podem detetar a cor, a transparência e a textura dos tecidos ósseos e moles. Foram realizados vários estudos que demonstram que os scanners intra-orais são mais precisos ou igualmente precisos na correspondência de cores do que os dentistas e/ou técnicos dentários reais.[18]

ELIMINA OS MOLDES DE GESSO

Para o médico, a moldagem ótica permite saltar uma etapa que de outra forma seria inevitável (a moldagem convencional baseia-se na deteção de impressões físicas e na subsequente moldagem de modelos de gesso), o que permite poupar tempo. A eliminação dos materiais de moldagem convencionais traduz-se em poupanças directas para o clínico, com a redução dos custos dos consumíveis, e reduz o esforço global de gestão dos modelos de gesso, que é bastante difícil de moldar. Além disso, a duplicação de moldes é muito mais fácil do que nos métodos convencionais.[17]

PROCEDIMENTOS SIMPLIFICADOS PARA O MÉDICO

Outro benefício considerável obtido com a utilização da impressão ótica é de carácter clínico. De facto, quando a curva de aprendizagem estiver concluída, a utilização do IOS pode conferir mais vantagens clínicas, simplificando a realização da moldagem em casos complexos, por exemplo, na presença de múltiplos implantes ou de rebaixos severos que podem tornar a deteção de uma moldagem convencional difícil e bastante complicada.[17] Além disso, se o médico não estiver satisfeito com alguns dos detalhes da impressão ótica registada, pode apagá-los e recriar a impressão sem ter de repetir todo o procedimento.

MELHORA A COMUNICAÇÃO COM O TÉCNICO DE PRÓTESE DENTÁRIA

Com o IOS, o médico e o técnico de prótese dentária podem avaliar a qualidade da impressão em tempo real. De facto, imediatamente após a digitalização, o dentista pode enviá-la por e-mail para o laboratório e o técnico pode verificá-la com precisão. Se o técnico de prótese dentária não estiver convencido da qualidade da impressão ótica recebida, pode solicitar imediatamente que o médico faça outra sem qualquer perda de tempo e sem ter de chamar o doente para uma segunda consulta. Tudo isto cria uma comunicação simplificada e fácil entre o dentista e o técnico de prótese dentária.

MELHOR COMUNICAÇÃO COM OS PACIENTES

A impressão ótica é uma ferramenta maravilhosa para a comunicação com os pacientes e para o marketing. Com as impressões ópticas, os pacientes sentem-se mais envolvidos no seu tratamento e é possível estabelecer uma comunicação mais eficaz com eles.[17] Este envolvimento emocional tem um impacto positivo no tratamento global, por exemplo, ao melhorar a adesão do paciente à higiene oral. Além disso, os pacientes interessam-se pela tecnologia e discutem-na com os seus amigos e familiares.[18]

<u>DESVANTAGENS</u>

CURVA DE APRENDIZAGEM ACENTUADA

Existe uma curva de aprendizagem para adotar o IOS na clínica dentária. A principal desvantagem é a falta de conhecimentos[19] Os médicos com uma maior afinidade com o mundo da tecnologia e dos computadores terão muita facilidade em adotar o IOS na sua prática. Os médicos mais velhos, com menos experiência e paixão pelas inovações tecnológicas, poderão considerar mais complexa a utilização dos dispositivos e do software relacionado[17] .Os dentistas precisam de muito tempo para desenvolver competências relacionadas com o scanner. A maquinaria é complicada, embora tenha sido recentemente simplificada de forma considerável, e dominar a competência requer formação e experiência.[19] Por último, deve ter-se em conta que ainda não é claro se uma estratégia de digitalização é melhor do que a outra, uma vez que os fabricantes fornecem pouca informação sobre as suas estratégias de digitalização. Este é um aspeto que será certamente objeto de uma investigação aprofundada, uma vez que é possível que máquinas diferentes, utilizando estratégias de digitalização diferentes, produzam resultados diferentes.

DIFICULDADE EM DETECTAR LINHAS MARGINAIS PROFUNDAS DE DENTES PREPARADOS Um dos problemas mais frequentes encontrados com o IOS e com as impressões ópticas é a dificuldade em detetar linhas marginais profundas em dentes preparados ou em caso de hemorragia e especialmente em áreas estéticas onde é importante para o clínico colocar as margens protéticas subgengivalmente. Ao contrário dos materiais de impressão convencionais, a luz não consegue destacar fisicamente a gengiva e, por conseguinte, não consegue digitalizar áreas "não visíveis". A digitalização IOS é especialmente problemática em casos de hemorragia, uma vez que pode ocultar os bordos protéticos e fazer com que a digitalização seja imprecisa.[19] Mas com a devida atenção e rapidez e as estratégias adequadas para realçar a linha de preparação (inserção de um cordão de retração simples ou duplo) e evitar a hemorragia (excelente higiene oral e provisórios com perfil de emergência correto), é possível ao clínico detetar uma boa impressão ótica mesmo em contexto difícil.[17]

CUSTO DE AQUISIÇÃO ELEVADO

O custo inicial do sistema é elevado. Dependendo do modelo, o custo de aquisição de um IOS pode situar-se entre 15.000 e 35.000 euros. Um aspeto importante a ter em conta são os custos de gestão adicionais relacionados com as actualizações do software de reconstrução. Antes de adquirir um IOS, o médico deve estar plenamente informado dos custos e taxas de gestão anuais. Além disso, o software utilizado neste caso necessita de actualizações periódicas.[17]

FALTA DE SENSIBILIZAÇÃO

Devido aos novos métodos utilizados, não é comummente utilizado. A maior parte das pessoas não tem conhecimento do sistema em causa. Por isso, aproximam-se normalmente dos métodos clássicos.

Os scanners intra-orais (IOS) têm várias vantagens em relação à técnica tradicional. Ao longo do tempo, os procedimentos de medicina dentária exigirão a utilização destes novos métodos e técnicas. Na área do tratamento com implantes dentários, a tecnologia digital para obter impressões dentárias resulta numa terapia e num período de cicatrização mais rápidos.[18]

Capítulo 4: Scanners intra-orais

Os scanners intra-orais (IOS) são dispositivos para captar impressões ópticas directas em medicina dentária, semelhantes a outros scanners tridimensionais (3D), que projectam uma fonte de luz (laser ou, mais recentemente, luz estruturada) no objeto a ser digitalizado, neste caso, as arcadas dentárias, incluindo dentes preparados e corpos de referência de implantes. Os tecidos dentogengivais, bem como os corpos de prova dos implantes, são captados por sensores de imagem e processados pelo software de digitalização, criando nuvens de pontos. Estas nuvens de pontos são depois trianguladas pelo mesmo software, criando um modelo de superfície 3D designado por malha. São uma alternativa "virtual" aos modelos de gesso tradicionais.[17]

Tipos de scanners intra-orais:

Os scanners digitais intra-orais são abrangidos por um dos 2 sistemas, nomeadamente :

"SISTEMA FECHADO" e "SISTEMA ABERTO" de acordo com o ficheiro digital criado. **Sistema fechado:** Neste sistema, o ficheiro digital criado pelos scanners intra-orais está num formato proprietário que só funciona com o software e as fresas ou impressoras do mesmo formato ou empresa. Estes sistemas oferecem apenas um conjunto específico de aplicações clínicas.[20]

Sistema aberto: Nestes sistemas, os ficheiros podem ser importados para qualquer software CAD, fresadora e impressora. Os ficheiros criados são guardados num formato comummente utilizado. O tipo de ficheiro comum para os modelos 3D é o "stl" - Standard Triangulation Language. Estes sistemas oferecem um conjunto de indicações teoricamente ilimitado.[20]

Os principais critérios de desempenho de um scanner são os seguintes:

- Indicação (cotos, cavidades, FPD)
- Perceção da linha de preparação
- Perceção dos cortes inferiores
- Tempo necessário para digitalizar um dado
- Tempo necessário para digitalizar uma arcada dentária completa
- Precisão das medições
- Sistema de montagem para a ferramenta e o modelo

- Número de eixos
- Resolução da câmara com dispositivo de acoplamento de carga (CCD)
- Formato dos dados de saída

Equipamento utilizado:

Os scanners intra-orais digitais enquadram-se nos dispositivos médicos eléctricos da Classe I, concebidos de forma a cumprirem as normas da ANSI/IEC 60601. Cada scanner tem 3 componentes principais: Uma estação de trabalho móvel sem fios para suportar a introdução de dados. Um monitor de computador para aprovar as digitalizações e rever os ficheiros digitais. Uma varinha de câmara manual para recolher os dados da digitalização intra-oral. A tecnologia utilizada pela varinha para captar dados de superfície determina a velocidade de medição, a resolução e a precisão dos scanners.[21]

VÁRIOS PRINCÍPIOS PARA SCANNERS INTRA-ORAIS :

Cada scanner tem o seu próprio modo de ação, de acordo com o qual funciona. Os seguintes tipos de tecnologia de imagem são atualmente utilizados em diferentes scanners .

TRIANGULAÇÃO

Nesta técnica, são medidas as distâncias e os ângulos entre a luz laser e pontos conhecidos. A distância entre a fonte de laser e o sensor é conhecida, tal como o ângulo entre o laser e o sensor. À medida que a luz se reflecte no objeto, o sistema determina o ângulo de reflexão e, por conseguinte, a distância entre a fonte de laser e a superfície do objeto, de acordo com o Teorema de Pitágoras. Aplica uma fina camada de "pó" opaco nos tecidos alvo para obter uma dispersão uniforme e previsível da luz.[21]

IMAGENS CONFOCAIS PARALELAS

Projecta a luz laser sobre os tecidos alvo através de um orifício de filtragem. Esta pequena abertura à frente do sensor bloqueia qualquer luz proveniente de cima ou de baixo do plano do foco. Apenas a luz focada reflectida no tecido alvo voltará a entrar no filtro e chegará ao sensor, maximizando assim a precisão do exame. Este sistema corta tomograficamente o objeto e junta milhares de fatias de dados para criar uma imagem completa, o que se designa por "reconstrução de pontos e pontos". [21] **INTERFEROMETRIA DE FRANJAS DE ACORDEÃO (AFI)**

Utiliza duas fontes de luz para projetar três padrões de luz, denominados "padrões de franja", nos dentes e tecidos. Quando um padrão de franja atinge a superfície, distorce e assume um novo padrão baseado na curvatura única do objeto. A distorção deste padrão de franjas é conhecida como "curvatura da franja". Uma câmara de vídeo de alta definição regista os pontos de dados da superfície da curvatura da franja. Estes scanners têm uma gama dinâmica de luminosidade mais elevada, permitindo que as superfícies reflectoras sejam digitalizadas sem revestimento em pó.[21]

VÍDEO TRIDIMENSIONAL EM MOVIMENTO

A imagiologia trinocular é efectuada utilizando uma câmara de vídeo HD. Três vistas precisas do dente são registadas pelas três pequenas câmaras de vídeo na lente. É necessária uma ligeira pulverização de pó. Tanto a AFI como a imagem de vídeo 3D em movimento utilizam câmaras de vídeo HD em vez de um sensor para captar rapidamente imagens em tempo real.[21] **POWDERING** Alguns scanners digitais requerem a aplicação de uma camada fina de revestimento para evitar a dispersão da luz de várias camadas translúcidas do dente e do material de restauração em ângulos imprevisíveis. Isto melhora a exatidão da digitalização, aumentando o número de pontos de dados da superfície e proporcionando uma dispersão uniforme da luz. Os pós utilizados são a mistura opaca de dióxido de titânio, óxido de zircónio com sílica amorfa e hidróxido de alumínio.

SISTEMAS DIGITAIS UTILIZADOS PARA IMPRESSÕES

Sistema CEREC

O sistema CEREC significa Chairside Economical Restoration of Esthetic Ceramic. O CEREC 1 é um sistema 2D que pode fabricar inlays para cimentação imediata. O CEREC 3 foi utilizado para inlays, onlays, facetas, coroas como pontes de 3 unidades e coroas. Para efetuar a impressão digital intra-oral, juntamente com o sistema Duret, foi utilizado o CEREC. O conceito de "triangulação da luz" foi utilizado no desenho. O CEREC AC Bluecam é o produto de quarta geração e é atualmente o sistema CEREC mais popular. O novo CEREC AC dá ao clínico a opção de fabricar restaurações no consultório ou imagens que podem ser enviadas com o CEREC CONNECT diretamente para o laboratório, onde a restauração pode ser fresada diretamente ou criando um modelo para fabricar as restaurações tradicionalmente. O scanner funciona utilizando luz azul visível proveniente de díodos emissores de luz (LEDs) com comprimentos de onda de luz menores em comparação com os modelos CEREC anteriores, melhorando assim a precisão da digitalização. A aquisição de imagens é mais rápida com o CEREC AC . 0[2]

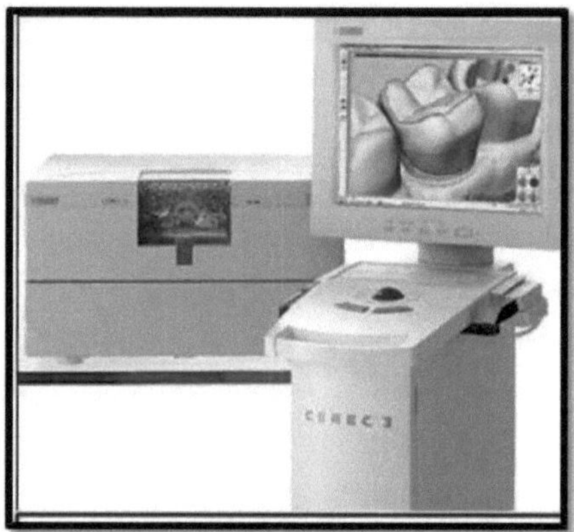

Figura 4.1

Sistema E4D

O sistema E4D Dentist foi introduzido pela D4D Technologies no início de 2008. Consiste num carrinho que contém o centro de desenho (computador e monitor) e a cabeça do scanner a laser com uma unidade de fresagem separada. O digitalizador intra-oral está configurado como um sensor de tomografia de coerência ótica (OCT) ou confocal. O digitalizador laser inclui uma fonte laser acoplada a um cabo de fibra ótica, um acoplador e um detetor. O acoplador transmite a luz da fonte de luz em dois caminhos.[21] O digitalizador utiliza luz laser vermelha que oscila a 20.000 ciclos por segundo para refletir a luz diretamente sobre o dente, capta uma sequência de imagens e é criado um modelo 3D. O dentista pode inspecionar a oclusão e o dente preparado para verificar a sua exatidão sob vários aspectos.[20] Os mapas 3D entrelaçados podem ser alinhados com software para produzir uma nuvem de pontos 3D densa e eficaz numa única vista, sem imprecisões ou artefactos induzidos pelo movimento. O E4D não requer a utilização de um agente refletor (pó) para permitir a captura de detalhes finos no local alvo na maioria dos casos. O scanner deve ser mantido a uma distância específica da superfície a ser digitalizada. O monitor de ecrã tátil permite ao dentista visualizar a preparação de vários ângulos e garantir a sua precisão. Uma mordida de registo oclusal é criada com material de impressão, aparada e depois colocada em cima do dente preparado. O scanner capta uma combinação do material de registo e dos dentes vizinhos que não estão cobertos pelo material. Estes dados são utilizados para desenhar restaurações com alturas oclusais adequadas. O sistema de desenho do E4D é então capaz de auto

detecta e marca a linha de chegada na preparação. Quando a restauração final é aprovada, o centro de desenho transmite os dados para a máquina de fresagem, para que o dentista possa fabricar a restauração completa.[20]

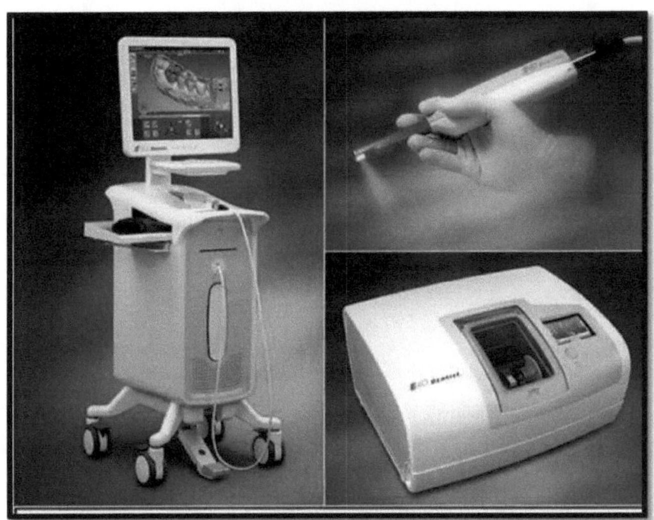

Figura 4.2

LAVA™ CHAIRSIDE ORAL SCANNER (C.O.S.) DA 3M ESPE (US)

O Lava™ Chairside Oral Scanner (C.O.S.) foi criado na Brontes Technologies e foi adquirido pela 3M ESPE (St. Paul, MN) em outubro de 2006. O sistema Lava C.O.S. é constituído por um carrinho móvel que contém uma CPU, um ecrã tátil e uma varinha de leitura. Este scanner utiliza vídeo continuamente para registar a informação que aparece no ecrã tátil do computador durante a digitalização e tem 192 LEDs e 22 sistemas de lentes com luz azul pulsante. A preparação do dente digitalizado pode ser rodada e agnificada, visualizada no ecrã e pode ser mudada da imagem 3-D para uma vista 2-D pelo dentista.[20]

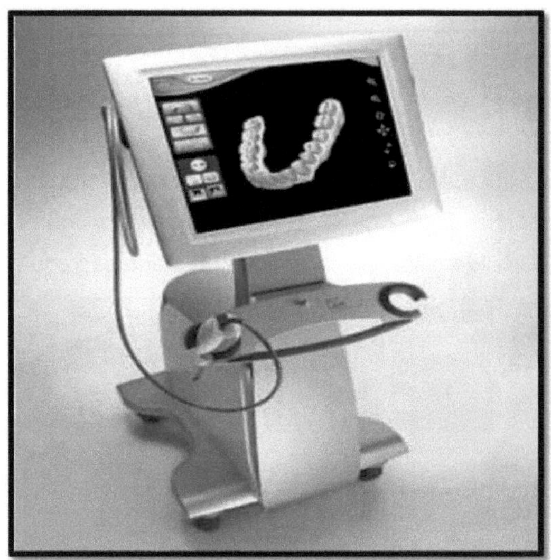

Figura 4.3

iTero

O scanner de impressão digital iTero, utilizado na cadeira, capta impressões digitais em 3D dos contornos dos dentes e da gengiva, utilizando imagens confocais paralelas. Capta 100.000 pontos de luz laser. Este scanner pode capturar dentes preparados para inlays, onlays, coroas e pontes. Durante a digitalização, orienta o dentista durante o processo de digitalização, fornecendo uma série de lembretes verbais e visuais personalizados para cada paciente. O dentista pode visualizar a imagem e a folga interoclusal pode ser verificada na mesma consulta, eliminando a necessidade de material de registo de mordida.[20]

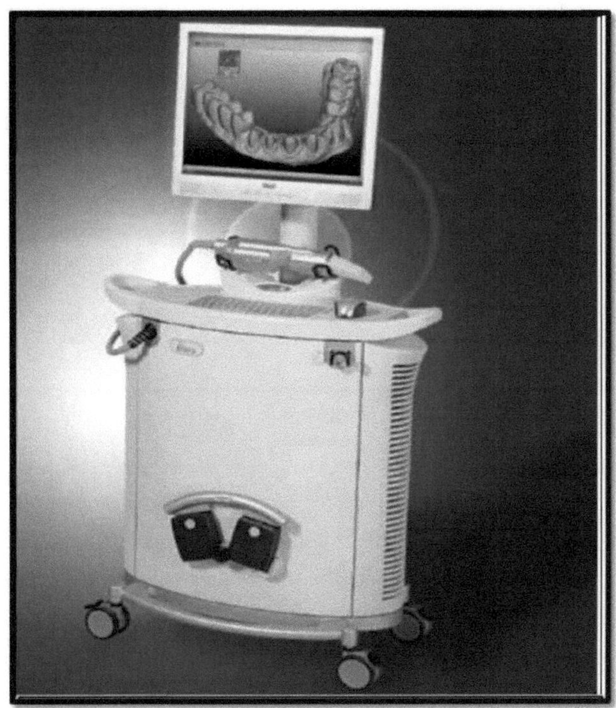

Figura 4.4

TRIOS POR 3 FORMAS

Em dezembro de 2010, a 3 Shape anunciou o lançamento de uma nova solução de digitalização intra-oral de alto desempenho e fácil de utilizar, denominada TRIOSTM. Desenvolveu uma solução de scanner que é precisa e rápida. A 3Shape apresentou o TRIOSTM na International Dental Show (IDS) 2011 em Colónia, Alemanha, em março. O conceituado fornecedor de produtos dentários Heraeus Kulzer assinou contrato como primeiro parceiro e distribuidor da solução TRIOSTM. Este sistema funciona de acordo com o princípio da microscopia confocal, com um tempo de varrimento rápido.[21]

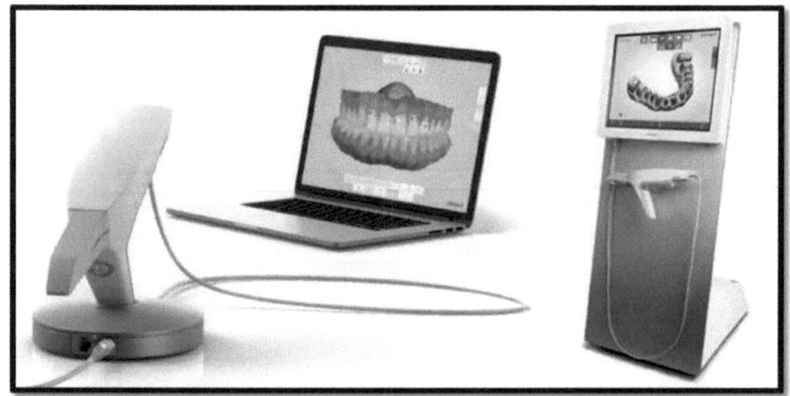

Figura 4.5

O SCANNER LYTHOS

O scanner digital Lythos da Ormco foi concebido especificamente para uso ortodôntico, com base numa tecnologia originalmente desenvolvida para a indústria aeroespacial. A caraterística mais notável do scanner Lythos é o seu tamanho compacto. Pesa apenas 25lb. Pode ser facilmente transportado de consultório para consultório ou entre consultórios. A unidade é constituída por um pequeno monitor de ecrã tátil para a introdução de dados. As mangas descartáveis de utilização única são colocadas sobre a ponta do scanner para proteger a varinha e evitar a contaminação cruzada.[21]

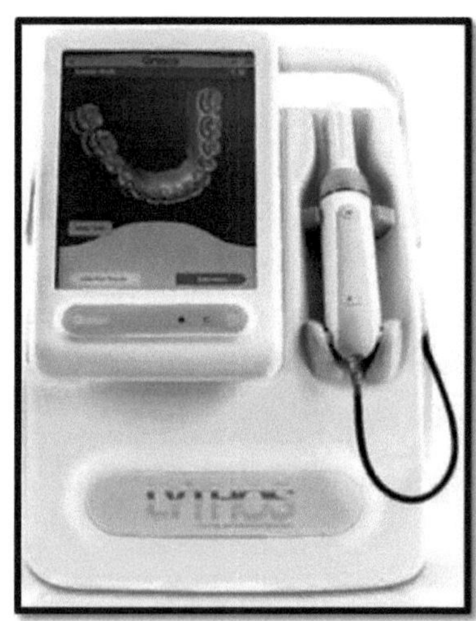

OUTROS SCANNERS DIGITAIS

Vários outros scanners digitais intra-orais promissores são utilizados principalmente em medicina dentária, nomeadamente

- IOS FastScan - por IOS TECHNOLOGIES, INC. (US)

- DENSYS 3D - por DENSYS LTD. (IL)

- DPI-3D - por DIMENSIONAL PHOTONICS INTERNATIONAL, INC. (US)

3D Progress - por MHT S.p.A. (IT) e MHT Optic Research AG (CH)

- DirectScan - por HINT - ELS GMBH (DE)

Apenas alguns deles já estão disponíveis comercialmente. Como já foi referido, embora sejam possíveis muitas vantagens na recolha de impressões digitais, existem também algumas desvantagens relacionadas com os dispositivos existentes.[21]

System	Market Launch	Modality	Scanning Mechanism	CAD Program	CAM Process
DCS Precident	1989	Laboratory-based	Optical	Yes, Custom design and database	Fully automatic
Procera	1993	Milling center	Manual	Yes, Custom design and database	Fully automatic
CEREC inLab	2001	Laboratory-based	Laser	Yes, Custom design and database	Fully automatic
Cercon	2001	Laboratory-based	Laser	Yes, Custom design and database	Fully automatic
Everest	2002	Laboratory-based	Optical	Yes, Custom design and database	Fully automatic
Lava	2002	Milling center	Optical	Yes, Custom design and database	Fully automatic
CEREC 3D	2003	In-office	Optical	Yes, Custom design and database	Fully automatic
TurboDent	2005	Milling center	Laser	Yes, Custom design and database	Fully automatic
E4D Dentist	2008	In-office	Laser	Yes, Custom design and database	Fully automatic

Figura 4.7 SISTEMAS CAD-CAM COMUNS AVANÇOS NO DOMÍNIO DOS SCANNERS INTRAORAIS [22]

Aoralscan3 sem fios: É o primeiro scanner intra-oral sem fios da Shining 3D e o segundo scanner sem fios proveniente da China, livre de constrangimentos e

contaminação secundária, melhorando assim toda a experiência de tratamento. Pode digitalizar até 2 horas contínuas com uma carga, vem com três baterias e utiliza a tecnologia Wi-Fi 6 para proporcionar uma experiência de digitalização rápida com transmissão de dados estável. Vem com dois tamanhos diferentes de pontas. Uma para uso adulto e outra para uso pediátrico. As pontas de digitalização são longas e finas e ajudam-te
evita o contacto desnecessário com a varinha durante o processo de digitalização. As pontas de digitalização também vêm com uma função de aquecimento rápido para fins anti-embaciamento. A empresa afirma que o espelho no interior das pontas de digitalização pode ser aquecido em cerca de 40 segundos - reduzindo significativamente o tempo de preparação na cadeira para garantir um desempenho ótimo. Une perfeitamente as imagens com uma precisão consistente - permitindo digitalizar uma única arcada em cerca de 20 segundos.

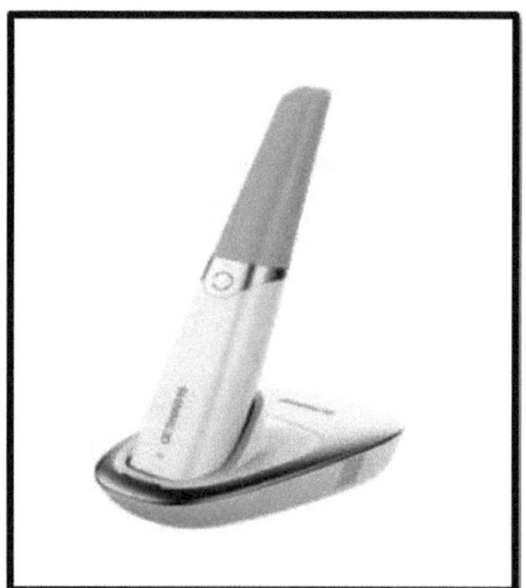

Figura 4.8

Metismile : O MetiSmile é um scanner facial 3D altamente avançado, concebido especificamente para aplicações dentárias. Os scanners faciais 3D estão a tornar-se uma parte integrante da medicina dentária digital. São utilizados principalmente em tratamentos clínicos, restaurações estéticas, reconstrução oclusal e muito mais. Consegue construir um modelo de dados faciais 3D em apenas 10 segundos, tirando fotografias dos pacientes a partir de vários ângulos. Este é um scanner facial portátil. O scanner facial 3D utiliza o Ortho Simulater do Aoralscan no software, o que permite integrar os dados do scanner intra-oral do Aoralscan e alinhá-los com os dados faciais 3D. Além disso, o scanner capta detalhes elevados dos dentes e o software alinha as digitalizações faciais e intra-orais, produzindo uma visualização abrangente das informações faciais e orais do paciente.

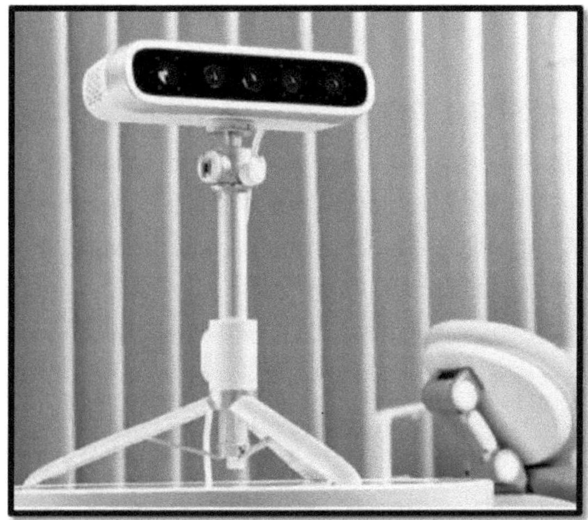

Figura 4.9

AutoScan-DS-EX Pro(H) : Desenvolvido e fabricado pela Shining 3D. É um scanner dentário 3D com funções poderosas para múltiplas aplicações que abrangem digitalizações de impressões, modelos de gesso, articuladores, pilares de implantes, etc. Equipado com duas câmaras de alta resolução de 5.0 MP, o AutoScan-DS-EX Pro(H) consegue captar meticulosamente todos os detalhes dos componentes. O novo software associado ao AutoScan-DS-EX Pro(H) suporta modos de digitalização versáteis, incluindo a digitalização multi-caminho, a digitalização de alta qualidade, a digitalização AI, a digitalização de texturas, a digitalização em modo HDR, a digitalização para redução de brilho elevado, etc.

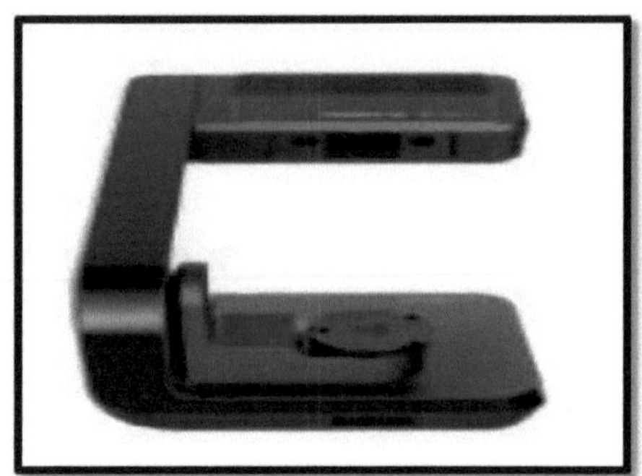

Figura 4.10

Requisitos informáticos para os scanners

O PC é uma parte importante do sistema global de digitalização. É o motor em que o software funciona e, consequentemente, o software impõe alguns requisitos ao PC. A seleção do PC correto assegurará uma boa experiência de utilização e um fluxo de trabalho eficaz para o utilizador. Se for utilizada uma combinação de sistemas de digitalização, certifica-te de que todos os sistemas instalados no PC estão actualizados com a versão mais recente.

REQUISITOS DO SISTEMA OPERATIVO

Intel CPU	11th Gen Intel	Intel® Core™ i7-11375H Processor
		Intel® Core™ i7-11370H Processor
		Intel® Core™ i7-11850H Processor
		Intel® Core™ i7-11800H Processor
		Intel® Core™ i9-11900H Processor
		Intel® Core™ i9-11980HK Processor
Intel CPU	10th Gen Intel	Intel® Core™ i7-10750H Processor
		Intel® Core™ i7-10850H Processor
		Intel® Core™ i7-10875H Processor
		Intel® Core™ i9-10980HK Processor
Intel CPU	9th Gen Intel	Intel® Core™ i5-9400H
		Intel® Core™ i5-9300H
		Intel® Core™ i7-9850H

Memory	RAM	Recommended: 16 GB Minimum: 8 GB
Hard Drive	Solid State Drive (SSD)	Minimum: 256 GB
Display	Full HD or above	Minimum resolution: 1920 x 1080 (Full HD) Dual screen laptops are not compatible with iTero
	Recommended	Touchscreen is strongly recommended for optimal experience
Ports	USB	At least one USB A port or USB C port with USB C to USB A adaptor

Requisitos ambientais

- Temperatura de trabalho: 10 C~30 C°°
- Mantém o scanner afastado de luz intensa
- Coloca o scanner de forma estável, sem vibrações

Capítulo 5: Impressões digitais e convencionais

As imagens tridimensionais digitais ganharam grande interesse na medicina dentária como meio de gerar uma impressão da cavidade oral de forma bem definida. Modelos intra-orais exactos facilitam o diagnóstico adequado, a avaliação do crescimento, a avaliação dos resultados e as aplicações de impressão 3D.[23] Para que a impressão sirva o seu objetivo, tem de representar com precisão os tecidos orais do paciente. Uma impressão imprecisa conduzirá ao desajuste da prótese, o que acabará por causar a dissolução do cimento, a perda de retenção da prótese e a cárie dentária. Além disso, a imprecisão dos detalhes da superfície impedirá uma articulação precisa e o estabelecimento da oclusão.[24]

Embora a moldagem convencional tenha sido o padrão de prática durante muitas décadas, está associada à preparação do material, ao custo contínuo, ao tempo técnico, ao potencial desconforto do paciente e à exigência de elevadas competências clínicas.[23] Independentemente do material e da técnica utilizados, a moldagem convencional está associada a um grau inevitável de erro, que é atribuído ao número de passos e à manipulação de materiais.[25] Por outro lado, a medicina dentária digital recebeu aperfeiçoamentos significativos.

Lee e Galluci efectuaram um estudo para avaliar a eficiência, dificuldade e preferência do operador de uma impressão digital intra-oral (iTero) e compararam-na com uma impressão convencional para restaurações de implantes unitários. Os resultados indicaram que o tempo médio total de tratamento foi de 12'29" para as impressões digitais e 24'42" para as convencionais; o tempo médio de nova digitalização/recuperação foi de 1'40" para as impressões digitais e 6'58" para as convencionais. Embora o número total de reanalisações da impressão digital (67) tenha sido superior ao da impressão convencional (21), este estudo piloto chegou à conclusão de que existia uma diferença significativa no tempo de operação entre estes dois métodos de impressão.[25]

De um modo geral, o grau de dificuldade foi mais baixo para a impressão digital do que para a impressão convencional. As técnicas de impressão digital foram mais aceitáveis e mais fáceis de compreender. Pode dizer-se que a moldagem digital representou uma superioridade notável em termos de eficiência em relação às moldagens convencionais e que a moldagem digital demorou menos tempo a ser reanalisada, apesar do maior volume necessário. Essa diferença ocorreu principalmente porque, na moldagem digital, apenas as áreas ausentes e não aceitas foram reescaneadas, enquanto na moldagem convencional, toda a arcada precisou ser refeita.

PRECISÃO ENTRE A IMPRESSÃO DIGITAL E A CONVENCIONAL

A adequação marginal e interna são critérios importantes para o sucesso de FDPs como restaurações de cerâmica. Um elevado nível de precisão de impressão é importante para ajudar a fabricar uma restauração precisa. Foi feita uma comparação entre a adequação das coroas unitárias de zircónia produzidas a partir de uma impressão digital intra-oral com a de uma impressão convencional de silicone. Foram medidas quatro superfícies (mesial, distal, vestibular e lingual) por dente. Os espaços marginais medianos no grupo de impressão digital foram de 50 µm para mesial, 55µm para distal, 53 µm para vestibular e 51 µm para lingual. No grupo de impressão convencional, os gaps foram de 69 µm para mesial, 70 µm para distal, 74 µm para vestibular e 67 µm para lingual. Os espaços marginais gerais dos grupos de moldagem digital e convencional foram de 49 µm e 71 µm, respetivamente.[25]

As coroas de cerâmica fabricadas a partir de uma impressão digital tiveram um melhor ajuste do que as impressões convencionais. Também revelou um melhor contacto interproximal para o grupo digital do que para o grupo convencional. As coroas totalmente em cerâmica fabricadas a partir de impressões digitais apresentaram espaços marginais mais estreitos do que as coroas fabricadas a partir de impressões convencionais. Isto pode ser explicado pela diferença de procedimento de trabalho: no grupo convencional, foram feitas impressões de silicone e modelos de gesso, enquanto no grupo digital, as coroas foram desenhadas e fabricadas diretamente a partir dos dados de digitalização sem necessidade de fabricar um modelo intermédio. Além disso, a realização de impressões de silicone e modelos de gesso poderia gerar erros inevitáveis de deformação.[25] Por conseguinte, as coroas produzidas a partir da impressão digital poderiam atingir um nível de precisão mais elevado.

REPETIBILIDADE ENTRE IMPRESSÕES DIGITAIS E CONVENCIONAIS

A qualidade da repetibilidade reflecte, até certo ponto, a estabilidade e a autenticidade de um dispositivo de digitalização. A digitalização digital intra-oral é efectuada num processo em que o scanner é segurado por um médico e não fixado numa plataforma. A repetibilidade da impressão digital deve atingir um nível satisfatório para melhorar a qualidade da impressão.[25] Stimmelmayr et al. mostraram que as discrepâncias médias dos corpos de digitalização entre digitalizações repetidas foram de 39 µm para o grupo intra-oral (modelo original) e de 11 µm para o grupo extra-oral (modelo de gesso). O erro sistemático dos modelos de digitalização foi de 13 µm para o polímero original e de 5 µm para o modelo de gesso. Os autores concluíram que a reprodutibilidade da digitalização extra-oral foi melhor do que a da digitalização intra-oral.[26] A pulverização do pó pode ser um fator que torna o exame intra-oral menos preciso. Por conseguinte, os dispositivos de digitalização que dispensam a pulverização de pó são desejáveis para melhorar o desempenho dos dispositivos de impressão digital intra-orais

Capítulo 6: Materiais CAD-CAM

A utilização de múltiplos materiais dentários é um dos principais objectivos da tecnologia CAD/CAM dentária. Independentemente do sistema de fabrico (CAM) e dos materiais utilizados, o programa CAD é capaz de conceber e simular o resultado final. Para que o utilizador de um sistema específico utilize apenas os materiais oferecidos pela empresa, a máquina e os materiais estão ligados por um sistema de códigos. Estes sistemas CAD/CAM podem processar materiais testados e oferecidos pela empresa. O scanner, o CAD, o CAM e os materiais só podem ser utilizados como um "pacote". Algumas empresas trabalham com um sistema de contas por unidade ou por uma taxa básica, fornecendo uma licença para o utilizador utilizar a máquina com materiais específicos. Para alguns sistemas, foram anunciados novos materiais há vários anos, mas ainda não foram lançados. Outros materiais, como as cerâmicas de dióxido de zircónio (ZrO_2), estão agora a ser introduzidos porque as novas tecnologias CAM tornaram possível uma aplicação. Os sistemas CAD/CAM da Precident DCS e Digi-Dent (Girrbach; fabricados pela Hint-ELs, Griesheim, Alemanha) merecem uma atenção especial no que respeita à vasta gama de materiais (titânio, ligas, acrílicos e cerâmicas) que podem ser aplicados. As cerâmicas industriais policristalinas densas, como a alumina, a zircónia e os compósitos de alumina-zircónia, estão atualmente disponíveis com a aplicação da tecnologia CAD/CAM, utilizando um centro de maquinação em rede.[27]

Os grupos de materiais disponíveis para os vários sistemas CAD/CAM são os seguintes:

(1) Cerâmica de silicato

(2) Cerâmica de óxido de alumínio com infiltração de vidro

(3) Cerâmica de óxido de alumínio com sinterização densa

(4) Cerâmica de dióxido de zircónio (ZrO2 Y-TZP Zirconia [policristal de zircónia ítria-tetragonal]) com sinterização densa, fabricada como fase verde, fase pré-sinterizada e fase completamente sinterizada.

(5) Titânio

(6) Ligas preciosas

(7) Ligas não preciosas

(8) Acrílicos de resistência melhorada

(9) Acrílicos moldáveis.[27, 28]

A cerâmica de dióxido de zircónio foi introduzida na medicina dentária como um material de estrutura para várias indicações. Estão em curso testes clínicos iniciais para coroas, pilares de implantes e postes de canais radiculares. As estruturas de ZrO2 para coroas e FPDs são feitas por fresagem na fase verde, na fase pré-sinterizada e na fase completamente sinterizada. As estruturas feitas de ZrO2 na fase verde e pré-sinterizadas são pós-sinterizadas em fornos especiais após a moagem (cerca de 1500°C). O ZrO2 que pertence ao grupo da fase verde pode ser individualizado através da coloração da estrutura de acordo com o conceito de tonalidade Vita. Existem dois tipos de blocos de zircónio atualmente disponíveis para aplicações CAD/CAM distintas. A primeira aplicação é a utilização de blocos densos totalmente sinterizados para maquinação direta utilizando um sistema CADCAM dentário com uma máquina de retificação. A segunda aplicação é a utilização de blocos parcialmente sinterizados e blocos verdes para fabrico CAD/CAM seguido de pós-sinterização para obter um produto final com resistência suficiente. A primeira aplicação tem um ajuste superior porque não há retração no processo, mas tem como desvantagem uma maquinabilidade inferior associada a um maior desgaste da ferramenta de fresagem. Para além disso, a formação de microfissuras no material durante o processo de fresagem pode deteriorar a durabilidade mecânica da restauração. A última aplicação tem a vantagem de ser fácil de maquinar sem tanto desgaste das ferramentas ou lascagem do material. No entanto, devido à extensa contração durante o processo de pós-sinterização, o ajuste das estruturas deve ser compensado pelo ajuste dimensional dos procedimentos CAD que envolvem as estruturas. Foi proposta uma nova estrutura híbrida de coroas de porcelana CAD/CAM aderidas à estrutura de zircónia CAD/CAM (PAZ). Neste sistema, as estruturas de zircónia são digitalizadas e as coroas de porcelana são também fabricadas pelo processo CAD/CAM. As coroas de porcelana fresadas são aderidas às estruturas de zircónia utilizando cimentos de resina adesivos e a restauração final é concluída. A manipulação da estrutura é reproduzível e fiável sem o trabalho manual convencional da porcelana. Os tratamentos adesivos reforçam a durabilidade da porcelana. Exemplos de produtos de materiais de ZrO2 e os grupos de acordo com a tecnologia de moagem/trituração são:

(1) **Fresagem na fase verde:** Cercon base, Cercon; Lava Frame, Lava; Hint- ELs

Zirkon TZP-G, DigiDent; ZirkonZahn, Steger; Xavex G 100 Zirkon, etkon

(2) **Retificação na fase pré-sinterizada:** In-Ceram YZ Cubes₁ Cerec InLab; ZS-Blanks, Everest; Hint-ELs Zirkon TZP-W, DigiDent; DC-Shrink, Precident DCS

(3) **Retificação na fase completamente sinterizada:** DC-Zirkon, Precident DCS; Z- Blanks, Everest; Zirkon TM, Pro 50, Cynovad; Hint-ELs Zirkon TZP-HIP, DigiDent; HIP Zirkon, etkon

A zircónia tetragonal policristalina parcialmente estabilizada com ítrio (YTZP) tem uma resistência à fratura muito elevada de 5 a 10 MPa. Quando uma fenda se inicia no YTZP, a concentração de tensão no topo da fenda faz com que o cristal tetragonal se transforme num cristal monoclínico com expansão volumétrica. Isto impede a propagação da fenda. Os nano-compósitos de zircónio desenvolvidos no Japão são muito resistentes, com uma resistência à fratura de 19 MPa e uma resistência à flexão de 1400 MPa. A zircónia está disponível para fabricar estruturas de restaurações de pontes em vez de restaurações ligadas a metal devido à sua maior resistência à fratura. (27, 28)

Estão disponíveis várias categorias de materiais para restaurações CAD/CAM em cadeira que demonstraram previsibilidade e longevidade. Cada categoria de materiais tem características únicas concebidas para aplicações clínicas específicas. As restaurações fabricadas com sistemas CAD/CAM chair side são monolíticas - toda a restauração é um material único e homogéneo, em vez de uma restauração de duas camadas constituída por um coping e uma segunda camada de faceta. Os materiais monolíticos para os sistemas CAD/CAM do lado da cadeira têm várias características únicas. O processo de fabrico industrial do material proporciona um material homogéneo e denso, sem porosidade ou espaços vazios, o que maximiza as propriedades físicas do material. O material é fabricado numa forma de bloco sólido que é montado num mandril de fresagem exclusivo do sistema de fresagem CAD/CAM específico. Os sistemas comerciais utilizam um processo subtrativo de fresagem húmida para moldar ou fresar a restauração a partir dos blocos pré-formados, com base no desenho volumétrico tridimensional (3-D) criado com os programas de software dos sistemas. A restauração deve poder ser fresada num período de tempo eficiente e adequado para ser entregue na mesma consulta, geralmente menos de 20 minutos, sem danificar o material, uma vez que o comprometimento do material pode levar à falha precoce da restauração. Para além disso, o tempo de processamento pósfresagem é uma consideração fundamental. A necessidade de um tempo de manuseamento significativo ou de procedimentos que possam ser necessários para criar a resistência final e as características da superfície da restauração podem prejudicar a capacidade de um material ser utilizado num procedimento de restauração com uma consulta.(,)[2829]

CERÂMICA ESTÉTICA

As cerâmicas estéticas são materiais que contêm vidro com uma translucidez muito boa e uma resistência à flexão moderada. A presença do componente de vidro permite que os materiais sejam condicionados com ácido fluorídrico, tratados com um acoplador de silano e colados adesivamente ao dente. A ligação adesiva não só proporciona retenção para a restauração, como também contribui para a resistência clínica da restauração para resistir à fratura. Vitablocs Mark II (Vident) e CEREC Blocks (Sirona Dental Systems) são cerâmicas de vidro feldspático. Ambos os materiais são porcelana feldspática homogénea de grão fino com um tamanho médio de partícula de 4 μm. O tamanho reduzido das partículas permite um acabamento de alto brilho e minimiza o desgaste abrasivo da dentição oposta. Introduzido em 1991, o Vitablocs Mark II está disponível nas 10 cores mais comuns do Vita 3D-Master". Os Blocos CEREC ficaram disponíveis em 2007 e também são fabricados pela Vita Zahnfabrik. Os blocos estão disponíveis em seis tonalidades e três graus diferentes de saturação de cor (croma): translúcido (T), médio (M) e opaco (O). Estes dois materiais cerâmicos feldspáticos são exclusivos do sistema CEREC e não estão disponíveis em mandris de fresagem para o sistema E4D. Vitablocs Mark II também está disponível em vários blocos multicoloridos. Os blocos Triluxe (Vident) contêm três bandas de cor diferentes para recriar a cor e a translucidez do dente, desde a cervical até à incisal, com maior fluorescência e croma na área cervical. O bloco RealLife (Vident), introduzido mais recentemente, tem um inovador gradiente radial 3-D de cor e translucidez da parte interna do bloco para a parte externa do bloco para simular a transição natural do núcleo de dentina para a faceta de esmalte. Os Blocos CEREC também estão disponíveis em forma de bloco multicolorido. O CEREC Bloc PC apresenta uma estrutura de três camadas; a camada inferior (cervical) tem a pigmentação mais elevada e a translucidez mais baixa, e a camada superior (incisal) tem a translucidez mais elevada e a intensidade de cor mais baixa. Está disponível em três tonalidades de gradiente diferentes. Os blocos multicoloridos oferecem um resultado estético melhorado em comparação com os blocos monocromáticos convencionais. A aplicação que oferece o máximo benefício para um bloco policromático é uma coroa, porque um onlay tende a ter uma dimensão vertical limitada para visualizar o gradiente de cor. A personalização adicional dos blocos monocromáticos ou policromáticos pode ser efectuada através da caraterização da cor e do glazeamento, utilizando o kit de sortido Vita Shading Paste Assortment Kit. O kit é compatível tanto com os blocos Vitablocs Mark II como com os blocos CEREC.[30]

O primeiro bloco CAD/CAM de cerâmica vítrea reforçada com leucite, ProCAD (Ivoclar Vivadent), foi introduzido em 1998. Ele evoluiu para se tornar o atual IPS Empress CAD (Ivoclar Vivadent) e é uma cerâmica vítrea reforçada com leucita de 35% a 45%, semelhante ao IPS Empress 1, mas com um tamanho de partícula mais fino, de 1 µm a 5 µm. Os blocos estão disponíveis em nove tonalidades comuns, quer numa versão de alta translucidez (HT) quer numa versão de baixa translucidez (LT). A versão HT tem uma translucidez aumentada, enquanto a versão LT tem um valor mais brilhante e também está disponível em quatro tons de branqueamento. O IPS Empress CAD também está disponível num bloco multicolorido. Oferecendo cinco cores populares, o bloco tem um gradiente de cor e translucidez que vai da cervical à incisal para simular a transição de cor e translucidez na dentição natural. A personalização individual da cor dos blocos monocromáticos ou multicoloridos pode ser realizada usando IPS Empress Universal Stains. O Paradigm C (3M ESPE) foi o segundo bloco de cerâmica de vidro reforçado com leucite, mas já não está disponível para o sistema CEREC ou E4D.[29]

Name	Manufacturer	CAD/CAM system	Description
Vitablocs Mark II	Vita	Cerec 3, inLab	Monochrome for inlays, onlays, veneers and full crowns
IPS e.max CAD	Ivoclar Vivadent	inLab, Everest	Monochrome for full anatomical crowns, copings and anterior three-unit FPDs
Vitablocs TriLuxe	Vita	Cerec 3, inLab	Polychromatic for inlays, onlays, veneers and full crowns
IPS Empress CAD Multi	Ivoclar Vivadent	inLab	Polychromatic for inlays, onlays, veneers and full crowns

Figura 6.1 MATERIAIS CERÂMICOS DE VIDRO PARA SISTEMA CAD CAM

CERÂMICA DE ALTA RESISTÊNCIA

O IPS e.max CAD (Ivoclar Vivadent) foi introduzido em 2006 como um material CAD/CAM de dissilicato de lítio, com resistência à flexão (360 MPa) duas a três vezes maior que a dos materiais cerâmicos estéticos. O aumento da resistência oferece a oportunidade de condicionar e unir adesivamente o material ao dente ou utilizar uma técnica de cimentação convencional. O dissilicato de lítio foi inicialmente desenvolvido como um material de subestrutura que oferecia maior translucidez em comparação com outros materiais de núcleo cerâmico de alta resistência. No entanto, ganhou popularidade para ser utilizado como restauração monolítica em sistemas CAD/CAM do lado da cadeira, devido à sua maior resistência. A forma de bloco CAD/CAM está disponível em nove cores A-D, duas translucências e quatro cores de branqueamento. Os blocos IPS e.max CAD consistem de cristais de metassilicato de lítio de 0,2 nm a 1 nm, com aproximadamente 40% de cristais por volume. O bloco tem uma cor azul-violeta, o que explica a descrição comumente usada de "bloco azul". Este estado macio parcialmente cristalizado permite que o bloco seja facilmente fresado sem desgaste excessivo da broca de diamante ou danos no material. Após a fresagem da restauração, esta deve ser submetida a um processo de cozedura em duas fases num forno de porcelana sob vácuo, para completar a cristalização do dissilicato de lítio. A escolha do material de esmaltagem afecta o tempo de queima; o esmalte em spray requer um ciclo de queima de 21 minutos, enquanto o esmalte pintado requer um ciclo de queima de 28 minutos devido à presença de mais compostos orgânicos na pasta. A queima de cristalização também converte o tom azul do bloco pré-cristalizado para o tom de dente selecionado e resulta numa cerâmica de vidro com um tamanho de grão fino de aproximadamente

1,5μm e 70% de volume de cristal incorporado numa matriz de vidro.(··)[313233]

Restorative Material	CAD/CAM System	Indications	Adhesive Cementation	Conventional Cementation	Flexural Strength
Dicor MCG (fluormica)	Cerec	Inlays, onlays, veneers	Yes, dual-cured	No	< 100 MPa
Vita Mark II (feldspathic)	Cerec	Inlays, onlays, veneers, anterior crowns	Yes, dual-cured	No	150 MPa
ProCAD (leucite-reinforced)	Cerec	Inlays, onlays, veneers, anterior crowns	Yes, dual-cured	No	150 MPa
In-Ceram Spinell (magnesium oxide)	Cerec 3D, Cerec inLab	Anterior crowns	Yes, self-cured	Yes	350 MPa
In-Ceram Alumina (aluminum oxide)	Cerec 3D, Cerec inLab, DCS Precident	Crowns and anterior bridges	Yes, self-cured	Yes	500 MPa
Alumina (aluminum oxide)	Procera	Crown and bridge	Yes, self-cured	Yes	600 MPa
In-Ceram Zirconia (zirconium oxide)	Cerec 3D, Cerec inLab, DCS Precident	Crown and bridge	Yes, self-cured	Yes	750 MPa
Partially sintered zirconia (zirconium oxide)	DCS Precident, Lava, Procera, Everest, Cercon	Crown and bridge	Yes, self-cured	Yes	>1,000 MPa
Fully sintered zirconia (zirconium oxide)	DCS Precident, Everest	Crown and bridge	Yes, self-cured	Yes	>1,000 MPa

Figura 6.2 MATERIAIS DE RESTAURAÇÃO COMUNS PARA SISTEMAS CAD - CAM

NANOCERÂMICA

Um bloco CAD/CAM único introduzido recentemente baseia-se na integração da nanotecnologia e da cerâmica. Este material nanocerâmico pretende oferecer a facilidade de manuseamento de um material compósito com o brilho da superfície e a retenção do acabamento semelhantes aos da porcelana. Lava™ Ultimate (3M ESPE) contém três partículas de enchimento cerâmico. As partículas de sílica de 20 nm, as partículas de zircónia de 4 nm a 11 nm e as nanopartículas aglomeradas de sílica e zircónia estão todas incorporadas numa matriz de polímero altamente reticulado. Os aglomerados agregados são compostos por sílica de 20 nm e partículas de zircónia de 4 nm a 11 nm, com aproximadamente 80% de carga cerâmica. O fabricante comunicou uma resistência à flexão de 200 MPa, que é superior à resistência à flexão dos blocos de porcelana feldspática e reforçada com leucite (140 MPa a 160 MPa), bem como à das porcelanas de revestimento para coroas de porcelana fundida em metal (PFM) (geralmente inferior a 100 MPa). Os testes do fabricante indicam que a resistência à fratura do material nanocerâmico é estatisticamente superior à da porcelana feldspática e dos materiais compósitos directos, sendo menos frágil do que a cerâmica de vidro feldspática e, por conseguinte, é menos propenso a fissuras durante a prova e a função. O fabricante recomenda uma redução axial de 1 mm e uma redução cúspide de 1,5 mm, sendo que ambas as dimensões são cerca de 0,5 mm inferiores ao que é convencionalmente recomendado para restaurações de porcelana. O

A inclusão de nanopartículas no bloco Lava Ultimate oferece o potencial para um ajuste fácil do contorno e a criação de um acabamento de superfície de alto brilho. Uma suposta melhoria no material nanocerâmico é a capacidade de manter um acabamento de superfície de alto brilho ao longo do tempo, o que tende a ser uma limitação dos blocos de compósito CAD/CAM. Estudos in vitro efectuados pelo fabricante indicam que o Lava Ultimate tem resistência à abrasão com escova de dentes, juntamente com a retenção do acabamento inicial brilhante da superfície, semelhante à cerâmica de vidro. É necessária uma avaliação clínica a longo prazo para confirmar esta propriedade desejável do material. A restauração Lava Ultimate estará disponível em oito tonalidades em formas de baixa e alta translucidez para os sistemas CAD/CAM de consultório CEREC AC e E4D. Além disso, o fabricante oferecerá uma garantia de 10 anos para a substituição do material de restauração em caso de falha clínica.('2934 ,) 35

RESINA COMPOSTA PARA RESTAURAÇÕES DEFINITIVAS

O Paradigm™ MZ100 (3M ESPE), introduzido em 2000, é um bloco composto de polímero baseado na química do composto Z100 e assenta numa técnica de processamento patenteada para maximizar o grau de reticulação. O Paradigm tem propriedades superiores às do Z100 e alguns estudos in vitro relataram um bom desempenho do material em termos de fadiga. O Paradigm MZ100 tem partículas de enchimento de zircónia-sílica e tem 85% de enchimento por peso com um tamanho médio de partícula de 0,6 μm. É radiopaco e está disponível em seis tonalidades, bem como numa tonalidade de esmalte mais translúcida. Não é criado nenhum molde de trabalho com o processo CAD/CAM no consultório para utilizar no refinamento das margens e dos contactos proximais antes da entrega da restauração. Muitas vezes, é necessário ajustar e repolir estas áreas e refinar os contactos oclusais, uma vez que a orientação lateral não pode ser replicada nos programas de desenho de software. A química do polímero do Paradigm MZ100 facilita o ajuste e o polimento intra-orais. A reparação de restaurações de porcelana intra-oralmente não provou ser mais do que uma técnica temporária moderadamente eficaz. Com Paradigm MZ100, a superfície da restauração é lixada ao ar com dióxido de silício de 50μm, e um compósito hibrido pode ser colado à superfície lixada. Embora não tenha sido testada quanto à longevidade clínica, esta técnica permite um procedimento de reparação intra-oral fácil e eficaz para as restaurações Paradigm MZ100.

Nem todas as situações clínicas são passíveis de tratamento com restaurações CAD/CAM feitas no consultório. Num esforço para complementar o processo de fabrico em laboratório, foram introduzidos blocos temporários CAD/CAM para o fabrico em consultório de coroas temporárias de longa duração e próteses parciais fixas (FPDs). O processo CAD/CAM evita a camada inibida pelo ar encontrada nos acrílicos convencionais de autopolimerização ou de polimerização por luz visível (VLC), bem como a contração da polimerização. O Vita CAD-Temp' (Vident) é um polímero micropreenchido altamente reticulado que está disponível em blocos de tamanhos alargados, incluindo

RESINA COMPOSTA PARA MATERIAIS TEMPORÁRIOS

O bloco é fornecido com comprimentos de 40 mm e 55 mm para acomodar FPDs de várias unidades. Está disponível num bloco monocolor com quatro cores ou numa forma multicolorida com quatro camadas de cores para uma estética melhorada. O Telio CAD (Ivoclar Vivadent) foi introduzido como um bloco de polimetilmetacrilato (PMMA) reticulado e fresável para coroas provisórias e

FPDs. O bloco faz parte do sistema Telio que inclui um compósito autopolimerizável, dessensibilizador e cimento. Está disponível em blocos de 40 mm e 55 mm e em seis tonalidades. ([29], [3036]) Todas as coroas em compósito sobreviveram à carga cíclica compressiva sem fratura, enquanto as coroas em cerâmica desenvolveram fissuras superficiais no centro das superfícies oclusais, estendendo-se lateralmente.[37] Noutro estudo, conclui-se que as coroas parciais de resina nanocerâmica fabricadas por CAD/CAM são uma potencial alternativa clínica para dentes posteriores tratados endodonticamente, com uma taxa de sobrevivência de 83,1% no seguimento de 3 anos. O principal padrão de falha foi a descolagem, que pode ser influenciada pelo pré-tratamento da superfície do material de resina nanocerâmica.([38],[40])Mesmo algumas bebidas causaram alterações significativas na cor e translucidez destes novos materiais CAD-CAM após um longo período de imersão.[39, 41)

Name	Manufacturer	CAD/CAM system	Description
CAD-Waxx	Vita	inLab	Filler-free acrylic polymer for lost wax technique
Cercon base cast	DeguDent	Cercon	Residue-free cauterisable resin for lost wax technique
Everest C-Cast	KaVo	Everest	Residue-free cauterisable resin for lost wax technique
CAD-Temp Block	Vita	Cerec 3, inLab	Fibre-free acrylic polymer with micro-filler for long-term temporary full and partial crowns and FPDs up to two pontics
Everest C-Temp	KaVo	Everest	Fibre reinforced polymer for long-term temporary crowns and FPD frameworks, requiring an additional veneering
Artegral imCrown	Merz	Cerec 3, inLab	Semi individual blanks for anterior long-term provisional single crowns

Figura 6.3 MATERIAIS DE RESINA PARA SISTEMAS CAD - CAM

Capítulo 7: Procedimentos de fabrico assistido por computador

Foram desenvolvidos novos métodos de fabrico de produtos dentários digitais desde a introdução dos sistemas de desenho assistido por computador (CAD)/fabricação assistida por computador (CAM) na medicina dentária. As tecnologias dentárias baseadas em sistemas CAD/CAM são caracterizadas por processos de fabrico simplificados, que asseguram uma deformação mínima da prótese dentária, que ocorre frequentemente no processo convencional complexo de várias etapas .42, [43]

De acordo com os métodos de fabrico, os sistemas CAD/CAM são classificados como técnicas de fabrico subtrativo (SM) e de fabrico aditivo (AM). Nos últimos 50 anos, a maior parte das grandes indústrias transformadoras adoptaram processos de maquinagem controlados por computador (CNC). Estes processos utilizam ferramentas eléctricas para cortar mecanicamente (fresar) o material com a geometria desejada, sendo cada passo controlado por um computador.[44]

Nas aplicações dentárias, a fresagem começa com um bloco de material e uma máquina de fresagem controlada por um computador. A máquina de fresagem executa então comandos para remover o material que não é desejado no produto final. Este método também é conhecido como "fabrico subtrativo". Foi demonstrado que o fabrico subtrativo reduz o tempo total de produção e produz produtos complexos que, de outra forma, seriam difíceis de criar através de processos dentários convencionais. Ao longo dos anos, os processos CAM atingiram um grau significativamente elevado de sofisticação e complexidade em termos dos produtos que podem ser fabricados e, atualmente, é possível utilizar uma grande variedade de esquemas de percursos de ferramentas e materiais.[44] [45]

A tecnologia SM é amplamente utilizada para preparar produtos dentários digitais, tais como próteses de zircónio, com métodos de fabrico convencionais complicados. A tecnologia SM demonstra as vantagens de um processo de fabrico contínuo; contudo, a precisão de fabrico na tecnologia SM é afetada pelo desgaste das rebarbas de fresagem, fratura local da prótese e a limitação do percurso da ferramenta das rebarbas.[46,47]

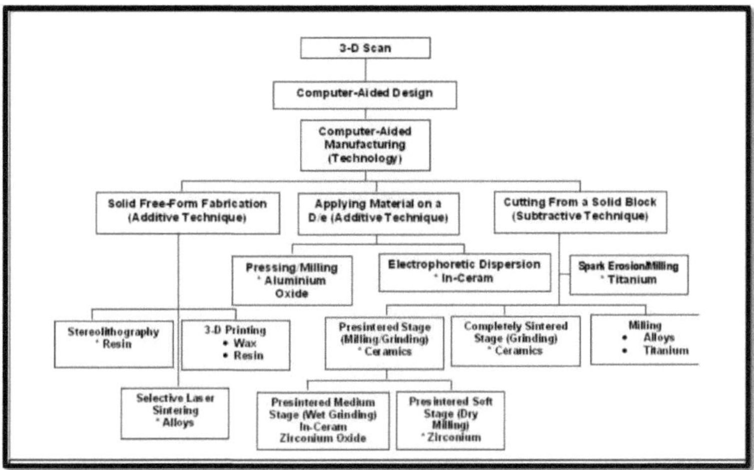

Figura 7.1 VISÃO GERAL DOS SISTEMAS DE FABRICAÇÃO DE CAD-CAM PARA DENTISTAS

PRINCÍPIO BÁSICO DA PROTOTIPAGEM RÁPIDA

A prototipagem rápida é a construção automática de objectos físicos utilizando a tecnologia de fabrico aditivo. O processo de prototipagem rápida pertence aos processos de produção generativos (ou aditivos), ao contrário dos processos subtractivos ou de conformação, como o torneamento, a fresagem, a retificação ou a cunhagem, etc., em que a forma é moldada por remoção de material ou deformação plástica.[42] Em todos os processos comerciais de RP, a peça é fabricada através da deposição de camadas com contornos bidimensionais num plano (x-y). A terceira dimensão (z) resulta do empilhamento de camadas individuais umas sobre as outras, mas não como uma coordenada z contínua.[48] Por conseguinte, os protótipos são muito exactos no plano x-y, mas têm um efeito de degrau na direção z. Se o modelo for depositado com camadas muito finas, ou seja, com um menor efeito de degrau em z, o modelo assemelha-se ao original. A RP pode ser classificada em duas etapas fundamentais do processo:

• Geração de informações da camada matemática

- Geração do modelo da camada física.[49]

A aplicação da tecnologia de prototipagem rápida está a emergir rapidamente nas aplicações médicas. No entanto, o processo de prototipagem rápida em aplicações médicas tem algumas características específicas em comparação com a utilização técnica típica. Por exemplo, a preparação do pré-processamento com digitalização 3D por tomografia computorizada volumétrica é significativamente diferente da utilizada na indústria de máquinas, onde os engenheiros utilizam normalmente software paramétrico CAD ou a engenharia inversa com scanners de superfície. Além disso, a superfície dos corpos médicos modelados por RP também apresenta diferenças significativas na rugosidade da superfície e o grau de curvatura é muito variável. Além disso, cada corpo médico é único e, em cada caso, é necessário processar uma nova digitalização 3D. Além disso, existem muitas características internas, como cavidades, fendas e canais variados e complexos. Assim, todos os principais aspectos da prototipagem rápida devem ser considerados: natureza da aplicação, características dos métodos, modelos de entrada de dados, variações de materiais para o processamento de modelos de protótipos. Depois, é importante identificar, analisar e otimizar o processo de prototipagem rápida de acordo com as aplicações.[50]

As várias etapas da produção de um modelo RP incluem:

1. Dados anatómicos e aquisição de imagens
2. Aquisição dos ficheiros DIACOM.
3. Conversão de DIACOM em ficheiros .STL.
4. Avaliação da conceção
5. Planeamento cirúrgico e sobreposição, se desejado
6. Fabrico aditivo e criação de modelos
7. Validação do modelo.[52]

O procedimento pode ser explicado pelo seguinte gráfico: :

FLUXO DE DADOS NA PROTOTIPAGEM RÁPIDA

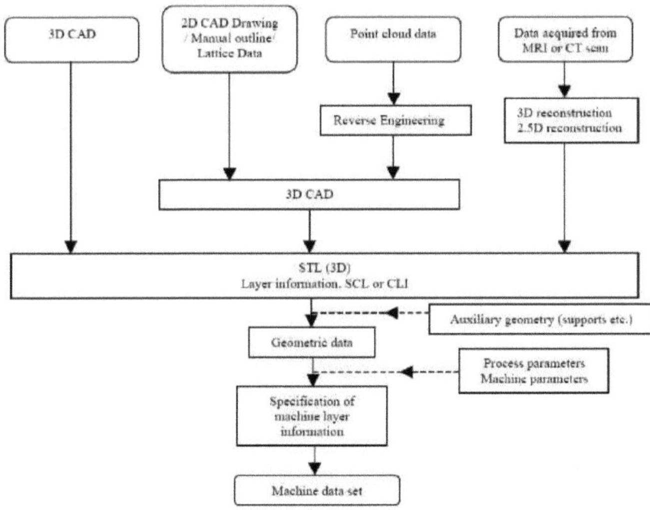

1. **Dados anatómicos e aquisição de imagens:** O input clínico para a prototipagem rápida é representado por toda a informação contida nos dados de imagiologia. As imagens mais comuns são a ressonância magnética e a tomografia computorizada (TC). Outras fontes incluem a digitalização de superfícies a laser, ultra-sons e mamografia. É preferível que a tomografia computadorizada seja de alto calibre e que a espessura do corte seja de 12 mm. O resultado do processo de aquisição de imagens e a entrada da prototipagem rápida, após o processamento adequado, é uma imagem DICOM (Digital Imaging and Communications in Medicine), que é o resultado de praticamente todas as profissões médicas que utilizam imagens, incluindo endoscopia, mamografia, oftalmologia, ortopedia, patologia e até imagiologia veterinária.

a) Ressonância magnética: A imagiologia por RM é uma técnica de imagiologia baseada na deteção de diferentes características dos tecidos através da variação do número e da sequência de campos de radiofrequência pulsados, tirando partido das propriedades de relaxamento magnético dos diferentes tecidos. A imagiologia por RM tem a vantagem crucial de não emitir radiações de raios X. Em vez disso, o aparelho de RM fornece um forte campo magnético, que faz com que os protões se alinhem paralelamente ou antiparalelamente a ele. A RM mede a densidade de um núcleo específico, normalmente o hidrogénio, que é magnético e está largamente presente no corpo humano, exceto nas estruturas ósseas. A velocidade a que os protões perdem a sua energia magnética varia nos diferentes tecidos, permitindo uma representação detalhada da região de interesse. Este sistema de medição é volumétrico.

b) **Tomografia computorizada:** Os tecidos duros e as estruturas ósseas, que são menos bem avaliados pela RM, podem ser captados através da TC. Esta é uma técnica radiográfica que utiliza um feixe de raios X de leque estreito para analisar uma fatia de tecido a partir de várias direcções. A absorção dos diferentes tecidos é calculada e apresentada de acordo com valores de escala de cinzentos. A resolução dos dados de TC pode ser aumentada diminuindo a espessura do corte, produzindo mais cortes ao longo da mesma região digitalizada. No entanto, o tempo de digitalização mais longo resultante tem de ser ponderado pelo médico em relação à consequência do aumento da dose de radiação. A tecnologia conhecida como TC em espiral permite um tempo de varrimento mais curto e pequenos intervalos de corte em relação aos scanners anteriores. Neste caso, o doente é deslocado continuamente através da gantry, enquanto o tubo de raios X e o sistema de deteção rodam continuamente, o foco do tubo de raios X descreve essencialmente uma espiral, produzindo imagens 3D isométricas (ou seja, a mesma resolução em todas as direcções). [53,54]

c) **Outros métodos:** A digitalização de superfícies a laser é uma técnica que permite a aquisição apenas de dados externos. Esta tecnologia baseia-se numa sonda laser que emite um feixe de laser baseado em díodos que forma perfis na superfície da anatomia que está a ser visualizada. Cada perfil é recolhido como uma entidade de polilinha e a combinação de perfis produz um volume 3D. Para além da rapidez de aquisição, este método tem a vantagem de não emitir qualquer radiação. A ecografia 3D também tem sido utilizada como entrada para aplicações de prototipagem rápida, como no caso da modelação fetal.

2. **Aquisição de ficheiros DIACOM e conversão para o formato de ficheiro .STL:** Depois de os dados serem exportados em formato de ficheiro DIACOM, têm de ser convertidos num formato de ficheiro que possa ser processado para computação e processo de fabrico. Na maioria dos casos, o formato de ficheiro pretendido para o fabrico rápido é o .STL ou o formato de ficheiro estereolitográfico. A conversão requer softwares especializados como o MIMICS, o 3D Doctors e o AMIRA. Estes softwares processam os dados por segmentação utilizando a técnica de limiar que tem em conta a densidade do tecido. Isto garante que, no final do processo de

segmentação, existem pixels com valor igual ou superior ao valor do limiar. Uma boa produção de modelos requer uma boa segmentação com boa resolução e pixéis pequenos. Software disponível para conversão:

- ➢ MIMICS da Materialise
- ➢ Analisa pela Clinique Mayo
- ➢ Amira
- ➢ Médico 3D
- ➢ BioBuild da Anatomics
- ➢ SliceOmatic by TomoVision.[53], [54]

3. **Avaliação do desenho e planeamento cirúrgico:** Esta etapa exige um esforço conjunto do cirurgião, do bioengenheiro e, em alguns casos, do radiologista. É importante que os dados desnecessários sejam eliminados e que os dados úteis sejam mantidos. Isto reduz o tempo necessário para criar o modelo e também o material necessário e, consequentemente, o custo de produção. Por vezes, estes dados podem ser enviados diretamente para a máquina para a produção do modelo, especialmente quando o objetivo do modelo é ensinar os alunos. No entanto, a verdadeira utilização é no planeamento cirúrgico, em que é fundamental que o cirurgião e o designer façam uma tempestade de ideias para criar o protótipo final.

Pode ser necessário incorporar outros objectos, como dispositivos de fixação, próteses e implantes. O passo pode envolver uma simulação cirúrgica efectuada pelo cirurgião e a criação de modelos ou gabaritos. Para tal, pode ser necessário, para além dos programas de conversão existentes, programas de desenho assistido por computador, como o ProEngineer, Auto CAD ou Turbo CAD. [47]

4. **Fabrico aditivo e produção do modelo:** Existem várias tecnologias disponíveis para criar o modelo RP, incluindo a estereolitografia, a sinterização selectiva por laser, o fabrico de objectos laminados (LOM), a modelação por deposição fundida (FDM), a cura em solo sólido (SGC) e as técnicas de impressão a jato de tinta. A escolha da tecnologia depende da necessidade de precisão, do acabamento e do aspeto da superfície, do número de cores pretendidas, da resistência e das propriedades dos materiais. Também é necessário um pouco de inovação e planeamento para orientar a peça durante a produção, de modo a garantir um tempo mínimo de funcionamento da máquina. O modelo também pode ser feito numa escala diferente do tamanho original, como 1: 0,5, o que garante um tempo de execução mais rápido para a produção e, por vezes, especialmente para fins didácticos, isto pode ser conveniente e suficiente.[57, 58]

5. Validação do modelo: Quando o modelo estiver pronto, tem de ser avaliado e validado pela equipa e, em particular, pelo cirurgião, de modo a garantir que está correto e serve o objetivo. [47,48]

VANTAGENS DA PROTOTIPAGEM RÁPIDA

1. É possível produzir praticamente qualquer forma ou caraterística geométrica.

2. Redução de tempo e de custos

3. Os erros e as falhas podem ser detectados numa fase inicial.

4. A RP/RM pode ser utilizada em diferentes indústrias e áreas da vida (medicina, arte e arquitetura, marketing)

5. As discussões com o cliente podem começar numa fase inicial.

6. As montagens podem ser feitas diretamente de uma só vez.

7. Reduz o desperdício de materiais.

8. Não necessita de ferramentas.

9. Os designers e as máquinas podem estar em locais separados

DESVANTAGENS DA PROTOTIPAGEM RÁPIDA

1. O preço das máquinas e dos materiais.

2. A superfície é normalmente mais áspera do que as superfícies maquinadas.

3. Alguns materiais são frágeis.

4. A resistência das peças RP é mais fraca na direção z do que noutras direcções. [4851]

TECNOLOGIAS DE PROTOTIPAGEM RÁPIDA [57,58,63]

1. Estereolitografia (SLA)

2. Modelação por deposição fundida (FDM)

3. Sinterização selectiva por laser (SLS)

4. Fabrico de objectos laminados (LOM)

5. Impressão 3D

6. Cura em solo sólido (SGC)

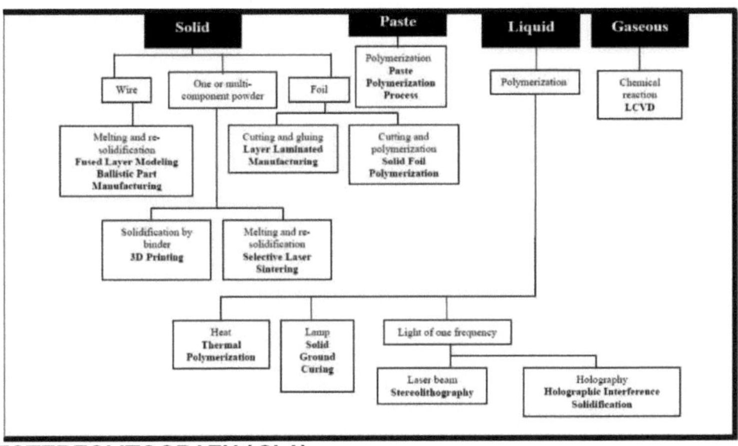

1. ESTEREOLITOGRAFIA(SLA)

O termo estereolitografia foi cunhado por Charles W. Hull em 1986. A estereolitografia é a tecnologia de prototipagem rápida mais utilizada. A SLA foi introduzida no mercado em 1988 pela 3D Systems Inc. A SLA utiliza um laser UV de baixa potência e altamente focado para produzir um objeto tridimensional numa cuba de polímero fotossensível líquido. Devido à absorção e dispersão do feixe, a reação só ocorre perto da superfície e formam-se voxels de resina polimérica sólida. Uma máquina SL consiste numa plataforma de construção (substrato), que é montada numa cuba de resina e num laser UV de hélio-cádmio ou de iões de árgon. O laser digitaliza a primeira camada e a plataforma é depois baixada até à espessura de uma fatia e deixada durante um curto período de tempo (dip-delay) para que o polímero líquido assente numa superfície plana e uniforme e iniba a formação de bolhas. O novo corte é então digitalizado. Nos novos sistemas SL, uma lâmina espalha a resina sobre a peça à medida que a lâmina atravessa a cuba. Isto assegura uma superfície mais lisa e reduz o tempo de recobrimento. Também reduz os volumes presos que por vezes se formam devido a uma polimerização excessiva nas extremidades das fatias, formando uma ilha de resina líquida com uma espessura superior à espessura da fatia. Quando a peça completa é depositada, é retirada da cuba e o excesso de resina é drenado. Este processo pode demorar muito tempo devido à elevada viscosidade da resina líquida. A peça verde é então pós-cura num forno UV após a remoção das estruturas de suporte. As saliências ou paredes em consola necessitam de estruturas de suporte, uma vez que a camada verde tem uma estabilidade e resistência relativamente baixas. As principais funções destas estruturas são apoiar as partes salientes e também puxar para baixo outras partes que, devido ao encolhimento, tendem a enrolar-se. Estas estruturas de suporte são geradas durante o processamento de dados e, devido a este facto, os dados crescem muito, especialmente nos ficheiros STL, uma vez que o elemento de suporte em forma de cuboide necessita de informações sobre, pelo menos, doze triângulos. Um suporte sólido é muito difícil de remover mais tarde e pode danificar o modelo. Por conseguinte, a 3D Systems desenvolveu uma nova estrutura de suporte denominada ponto fino, que é a marca registada da empresa. ' [4863]

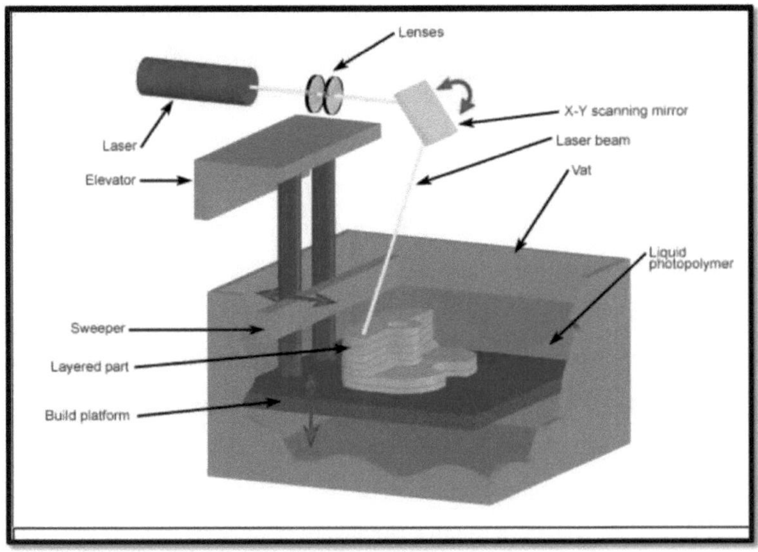

Figura 7.2

2. SINTERIZAÇÃO SELECTIVA POR LASER

No processo de sinterização selectiva por laser (SLS), um pó polimérico fino, como poliestireno, policarbonato ou poliamida, etc. (20 a 100 micrómetros de diâmetro) é espalhado no substrato com um rolo. Antes de iniciar a digitalização a laser CO_2 para sinterização de uma fatia, a temperatura de todo o leito é aumentada um pouco abaixo do seu ponto de fusão por aquecimento infravermelho, a fim de minimizar a distorção térmica (ondulação) e facilitar a fusão com a camada anterior. O laser é modulado de forma a que apenas os grãos, que estão em contacto direto com o feixe, sejam afectados. Uma vez que a varredura a laser cura uma fatia, a cama é baixada e a câmara de alimentação de pó é levantada para que uma cobertura de pó possa ser espalhada uniformemente sobre a área de construção por um rolo contra-rotativo. Neste processo, não são necessárias estruturas de suporte, uma vez que o pó não sinterizado permanece nos locais de

estrutura de suporte. Limpa-a e pode ser reciclada quando o modelo estiver concluído. [51,55, 57]

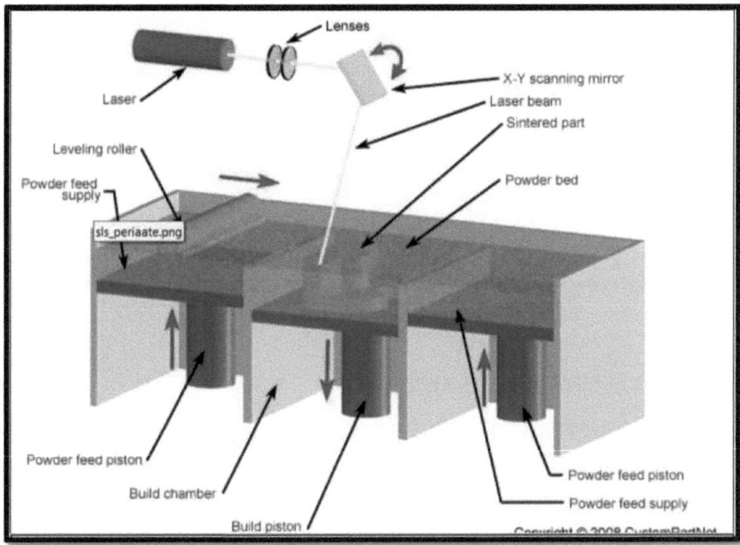

Figura 7.3

3. MODELAÇÃO POR DEPOSIÇÃO FUNDIDA

No processo de Modelação por Deposição Fundida (FDM), um bocal móvel (movimento x-y) sobre um substrato deposita um fio de material polimérico fundido. O material de construção é aquecido ligeiramente acima (aproximadamente 0,5° C) da sua temperatura de fusão, de modo a solidificar num espaço de tempo muito curto (aproximadamente 0,1 s) após a extrusão e a soldar a frio a camada anterior. Os sistemas FDM mais recentes incluem dois bicos, um para o material da peça e outro para o material de suporte. O material de suporte é relativamente de má qualidade e pode partir-se facilmente quando a peça completa é depositada e removida do substrato. [5859]

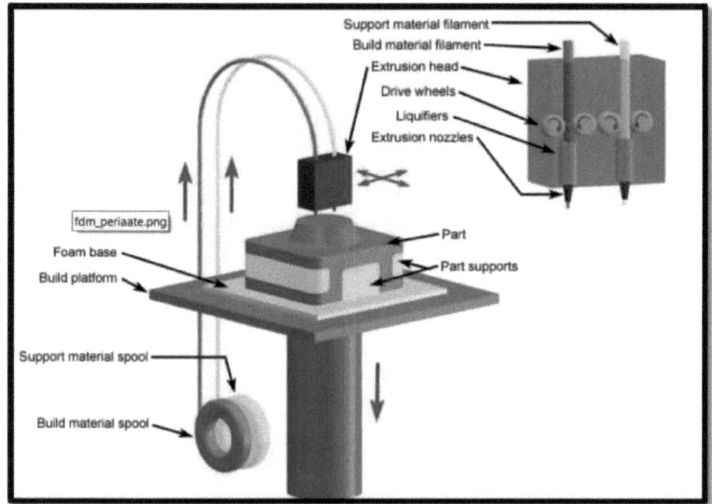

Figura 7.4

3. FABRICO DE OBJECTOS LAMINADOS

No fabrico de objectos laminados (LOM), são cortadas fatias com o contorno pretendido a partir de um rolo de material, utilizando um raio laser de CO_2 de 25-50 watts. Uma nova fatia é colada à fatia previamente depositada utilizando um rolo quente, que ativa um adesivo sensível ao calor. ,[6263] Para além da fatia, o material indesejado é também hachurado em rectângulos para facilitar a sua posterior remoção, mas permanece no local durante a construção para servir de suporte. Quando uma fatia estiver concluída, a plataforma pode ser baixada e o rolo de material pode ser avançado, enrolando este excesso num segundo rolo até que uma nova área da folha fique sobre a peça. Após a conclusão da peça, estas são seladas com um verniz de uretano, fluido de silicone ou resina epóxi para evitar a distorção posterior do protótipo de papel através da absorção de água. Neste processo, podem ser utilizados materiais relativamente mais baratos, como papel, rolo de plástico, etc. Podem ser produzidas peças de cerâmica de vidro reforçado com fibras. Podem ser produzidos modelos de grandes dimensões e a velocidade de construção é 5 a 10 vezes superior à de outros processos de RP. As limitações do processo incluem o fabrico de modelos ocos com cortes inferiores e características reentrantes. É formada uma grande quantidade de sucata. Continua a existir o perigo de incêndio e as gotas dos materiais fundidos formados durante o corte também têm de ser removidas.

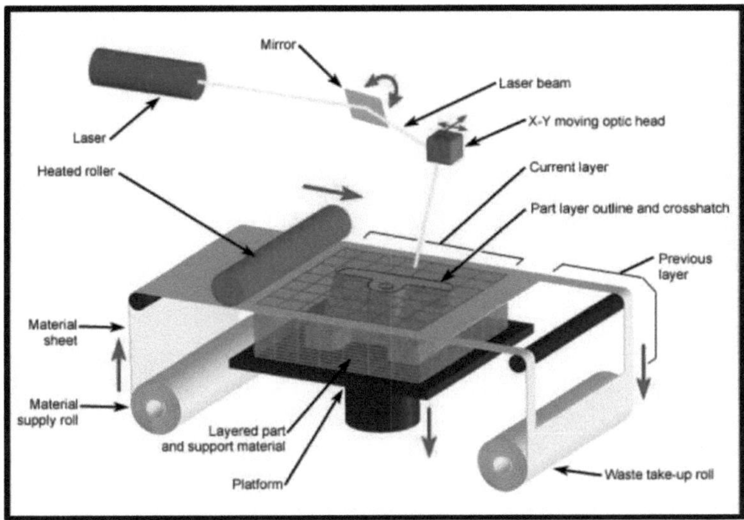

Figura 7.5

4. IMPRESSÃO 3D[66,67,69]

A impressão tridimensional (3DP) foi desenvolvida no MIT e licenciada a várias empresas. O processo é semelhante ao processo SLS, mas em vez de utilizar um laser para sinterizar o material, uma cabeça de impressão a jato de tinta deposita um adesivo líquido que une o material. As camadas de pó são aplicadas a um substrato e são unidas seletivamente utilizando um aglutinante pulverizado através de um bocal. Para evitar uma perturbação excessiva do pó quando este é atingido pelo aglutinante, é necessário estabilizá-lo primeiro através de uma névoa de gotículas de água. Os materiais utilizados variam entre plásticos, cerâmicas e metais. A impressão 3D é bastante rápida, normalmente 2 a 4 camadas/minuto. Com a redução do custo do equipamento e o aumento da velocidade da impressora, esta tecnologia está a ser utilizada para o fabrico personalizado e a pedido. Está a ser utilizada para desenhar e depois imprimir um padrão de cera de uma restauração. Funcionando como uma impressora de jato de tinta, a máquina constrói padrões de cera de estruturas e coroas completas. Posteriormente, o padrão de cera é fundido ou prensado da mesma forma que as restaurações enceradas manualmente. [51,64,65]

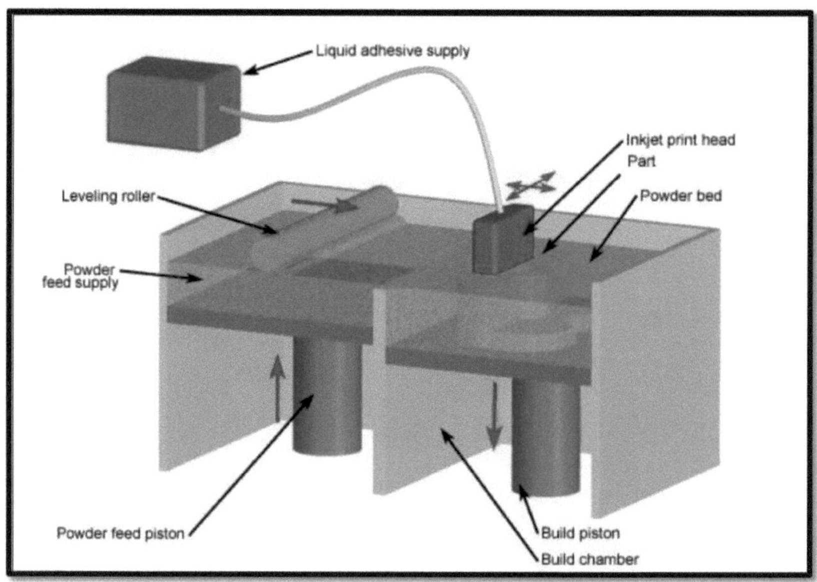

Figura 7.6

5. CURA EM SOLO SÓLIDO (SGC)

Neste laser polimeriza sucessivas camadas de resina através de um stencil. É uma combinação de estereolitografia, deposição por fusão e fresagem CNC. O SGC cura uma camada inteira de cada vez. Primeiro, a resina fotossensível é pulverizada na plataforma de construção. Em seguida, a máquina desenvolve uma fotomáscara (como um stencil) da camada a ser construída. Esta fotomáscara é impressa numa placa de vidro por cima da plataforma de construção, utilizando um processo eletrostático semelhante ao que se encontra nas fotocopiadoras. A máscara é então exposta à luz UV, que só passa através das partes transparentes da máscara para endurecer seletivamente a forma da camada atual. Depois de a camada estar curada, a máquina aspira o excesso de resina líquida e pulveriza cera no seu lugar para apoiar o modelo durante a construção. A superfície superior é fresada e o processo repete-se para construir a camada seguinte. Quando a peça estiver completa, deve ser desparafinada, mergulhando-a num banho de solvente. (,[687] 1)

APLICAÇÕES DE PROTOTIPAGEM RÁPIDA [58,59,60]

1. Cirurgia ortopédica e da coluna vertebral
2. Cirurgias maxilofaciais e dentárias
3. Cirurgias oncológicas e de reconstrução
4. Prótese de substituição da articulação personalizada
5. Instrumentação específica do doente
6. Conceção do implante Teste e validação
7. Ferramenta de ensino

As funções da prototipagem rápida no mundo clínico atual são várias:

1. **Planeamento pré-cirúrgico:** Um modelo 3D não só pode ser útil na prática cirúrgica (ou seja, um implante mais bem ajustado e concebido propositadamente), como também pode ajudar uma equipa cirúrgica a analisar visualmente a localização, o tamanho e a forma do problema. No caso de uma operação longa, o modelo também pode ser utilizado para planear e personalizar a cirurgia. Isto pode ser especialmente valioso quando a cirurgia é realizada em anomalias anatómicas.

2. **Réplicas mecânicas:** Um modelo 3D pode ser adaptado a propriedades materiais específicas, incluindo variações não homogéneas dentro de uma região. Especificamente, as réplicas ósseas mecanicamente correctas são

úteis para avaliar o comportamento do osso em diferentes condições de ensaio.

3. **Auxiliares de ensino:** Oferecendo tanto a visualização de detalhes anatómicos como a possibilidade de praticar diretamente num espécime sem envolver um doente, os modelos 3D podem ser uma ferramenta valiosa para a formação de enfermeiros e médicos.

4. **Implantes personalizados:** Em vez de utilizar um implante padrão e adaptá-lo ao local de implantação durante o procedimento cirúrgico, a prototipagem rápida permite o fabrico de implantes específicos para cada doente, assegurando um melhor ajuste e reduzindo o tempo de operação.

5. **Sistemas microelectromecânicos (MEMS):** São objectos de dimensão micro fabricados pela mesma técnica que os circuitos integrados. Os MEMS podem ter diferentes aplicações, incluindo diagnósticos (utilizados em cateteres, diagnósticos intravasculares por ultra-sons, angioplastia, ECG), sistemas de bombagem, sistemas de administração de medicamentos, monitorização, órgãos artificiais e cirurgia minimamente invasiva.

6. **Forense:** A reconstrução do local do crime e do ferimento também beneficia da prototipagem rápida. Em particular, no caso de uma vítima sobrevivente em que a ferida é de difícil acesso, por exemplo, o crânio, pode ser utilizado um modelo para uma análise pormenorizada.

7. **Bioengenharia:** Os bioengenheiros estão a cultivar tecidos artificiais vivos para reparar os danos causados por queimaduras e feridas crónicas, utilizando tecnologias de prototipagem rápida com base em laser para tornar os desenhos de materiais biomiméticos em forma sólida.

APLICAÇÕES DENTÁRIAS DE PROTOTIPAGEM RÁPIDA[70, 71]

1. Produção de próteses auriculares e nasais
2. Obturadores
3. Duplicação da prótese maxilar/mandibular existente, especialmente crucial quando é necessário um ajuste exato aos dentes naturais ou a um implante osseointegrado
4. Fabrico de stents cirúrgicos para pacientes com grandes tumores programados para excisão
5. Fabrico de protectores de chumbo para proteger os tecidos saudáveis

durante o tratamento de radioterapia

6. Fabrico de stents para queimaduras, em que a área queimada pode ser digitalizada em vez de submeter o tecido delicado e sensível da queimadura a procedimentos de moldagem.
7. Fabrico de próteses ortodônticas invisíveis / alinhadores para endireitar os dentes.
8. Fabrico de gabaritos cirúrgicos em cirurgias de implantes.
9. Fabrico de inlays, onlays e coroas. (o)[102,17]

Capítulo 8: Métodos de digitalização em Pacientes edêntulos e dentados

Fazer moldes dentários é um primeiro passo comum para a maioria dos procedimentos dentários. No entanto, muitas das impressões dentárias convencionais que são enviadas para os laboratórios de prótese dentária não são satisfatórias devido a falhas, como espaços vazios ou bolhas em locais críticos.[72] A distorção e a expansão dos moldes de gesso podem reduzir a precisão deste processo convencional de fabrico de restaurações dentárias. A introdução de sistemas intra-orais para digitalização digital intra-oral permitiu aos clínicos adquirirem diretamente dados da boca sem a necessidade de fazer uma impressão convencional e colocar um molde. É difícil digitalizar sítios edêntulos que são lisos e desprovidos de características.[73, 74] O processo de costura pode ser utilizado nessas áreas que podem ser defeituosas, especialmente na área palatina. Os maiores desvios nas áreas palatinas foram relatados na digitalização de mandíbulas edêntulas com scanners intra-orais. Existem algumas técnicas diferentes utilizadas para digitalizar as arcadas.

Lee relatou que, ao desenhar linhas no palato com uma mistura de pasta indicadora de pressão e cimento provisório de óxido de zinco-eugenol, o palato podia ser digitalizado com um scanner intra-oral. No entanto, a digitalização de áreas edêntulas com esta técnica foi considerada difícil para pacientes com uma abóbada palatina larga.[76] Por conseguinte, é apresentada uma nova técnica de digitalização para digitalizações directas de maxilares edêntulos utilizando scanners intra-orais em pacientes com palatos largos.[75] **TÉCNICA UTILIZADA PARA DIGITALIZAR PALATOS LARGOS** [75]

1. Antes do exame, limpa e seca o palato duro com rolos de algodão e uma seringa de ar.
2. Injecta resina composta fluida em 6 locais diferentes do palato duro em forma de meia esfera com um diâmetro de 1 ou 2 mm e polimeriza a resina.
3. Após a polimerização, aplica a cola histoacryl nas áreas dos marcadores de resina para fixar os marcadores, quer sob a forma de gotas minúsculas, quer sob a forma de uma película fina ao longo dos bordos dos marcadores. Depois de aplicares a cola, espera 30 segundos para que o adesivo seque completamente.
4. Digitaliza a área edêntula com um scanner intra-oral. Após a digitalização, remove os marcadores com um alicate de algodão.

5. Elimina a imagem do marcador na imagem digitalizada da crista edêntula.

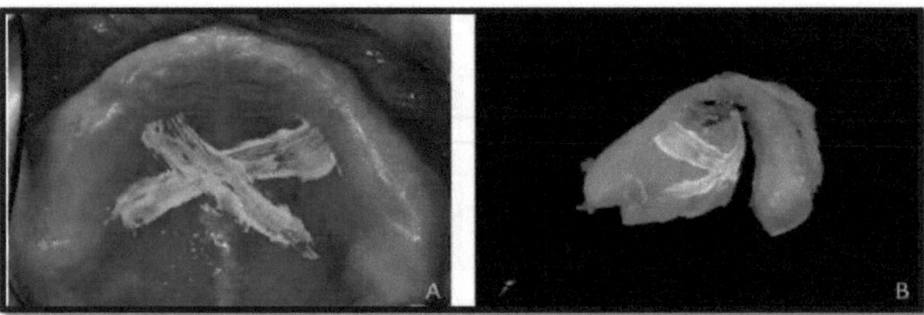

Figura 8.1 Digitalização do maxilar edêntulo com abóbada palatina larga. A, Linhas traçadas no palato com uma mistura de pasta indicadora de pressão e cimento de óxido de zinco-eugenol. B, Imagem digitalizada produzida com um scanner intra-oral que mostra as discrepâncias de imagem no local do palato causadas por erro resultante de processos de costura incorrectos.

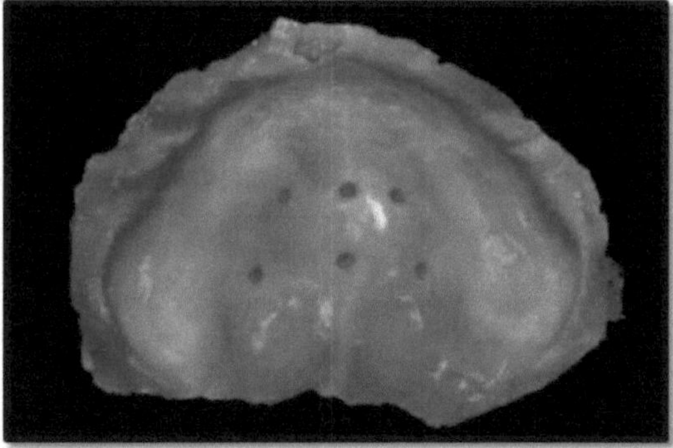

Figura 8.2 Imagem digitalizada produzida com um scanner intra-oral utilizando marcadores de resina colocados no palato duro

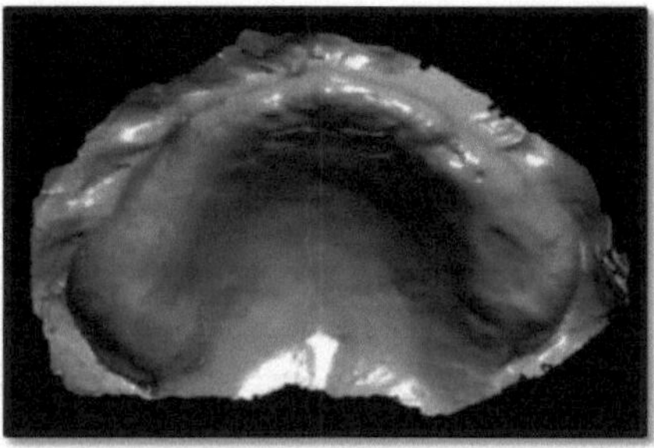

Figura 8.3 Imagem digitalizada após a eliminação dos marcadores de resina na imagem digitalizada do rebordo endentuloso

PADRÕES DE DIGITALIZAÇÃO PARA ARCOS EDÊNTULOS [77]

Não é claro se a técnica do padrão de varrimento afecta a veracidade e a precisão dos exames da arcada completa e se existem diferenças de precisão entre diferentes scanners. Além disso, cada fabricante recomenda um padrão de varrimento diferente, mas não existem provas da superioridade do padrão recomendado pelo fabricante.

Podes utilizar qualquer um dos seguintes métodos para digitalizar os arcos:

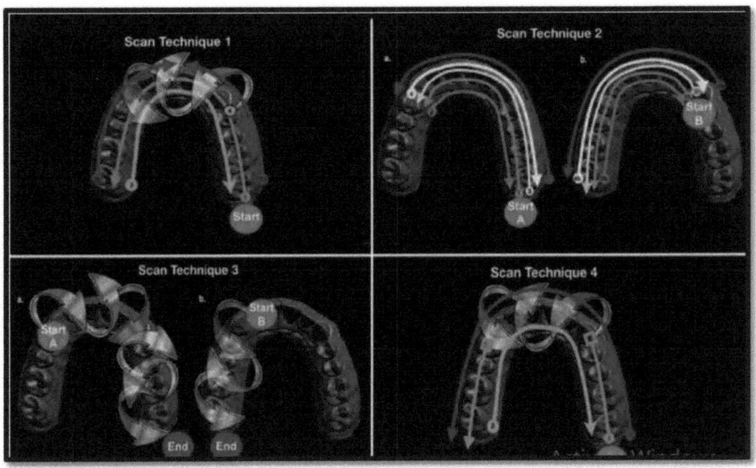

Figura 8.4 Representação gráfica dos 4 padrões de varrimento avaliados. A técnica de digitalização 1 começa na superfície oclusal do molar mais distal do lado esquerdo do paciente e continua até à oclusal do molar terminal contralateral. A sequência seguinte capta as superfícies linguais até ao molar inicial. A sequência seguinte é a das superfícies faciais do molar inicial até à linha média, passando para o molar contralateral e voltando à linha média. Por último, são efectuadas rotações linguais vestibulares, começando no canino ipsilateral e terminando no canino contralateral. A técnica 2 de Stan começa no molar mais distal do lado esquerdo do doente num ângulo de 45 graus e continua nesse ângulo até que o primeiro pré-molar contralateral seja capturado, regressando depois ao molar inicial num ângulo lingual de 90 graus. Quando, procede ao canino contralateral a partir do ângulo oclusal. O utilizador roda para a face num ângulo de 45 graus até ao molar inicial e depois passa para o canino contralateral num ângulo facial de 90 graus. O padrão é repetido com o dente inicial definido para o canino do lado esquerdo do doente. A técnica de exploração 3 começa na oclusal do canino direito do doente e o utilizador roda a face lingual em incrementos de meio dente até atingir o molar terminal no lado contralateral. O padrão é então repetido do mesmo canino inicial até ao molar

terminal ipsilateral. A técnica de varredura 4 começa no molar esquerdo do paciente a partir da oclusão e prossegue para o canino ipsilateral, onde o usuário faz a transição para o padrão de rotação lingual vestibular até que o pré-molar contratual esteja pronto, onde a varredura oclusal é feita até o molar terminal. Depois, a sequência capta as superfícies linguais até chegar ao molar inicial. O utilizador capta então as superfícies faciais a partir do molar inicial original até ao molar contralateral.

Surgem dificuldades na costura das imagens adquiridas a partir de scanners intra-orais devido à falta de pontos de referência anatómicos claros. A superfície lisa das áreas palatinas traduz-se em estruturas pouco visíveis. A sobreposição de áreas é essencial para a costura correcta das imagens adquiridas que resultam num conjunto de dados tridimensional (3D). Estruturas mal diferenciadas (ou seja, espaços edêntulos ou áreas palatinas) provavelmente levarão a um processamento defeituoso e à soma de erros de correspondência para todo o conjunto de dados. Erros de costura podem causar desvios significativos nas imagens digitalizadas.[78] A força da ligação entre os marcadores de resina e a gengiva não depende apenas das propriedades adesivas da resina; a cola de revestimento da superfície, que leva a uma ligação forte e duradoura, também é importante. Os marcadores não se soltam, mesmo quando os pacientes lhes tocam com a língua. Depois de remover os marcadores do palato, algum adesivo de tecido permanece na gengiva palatina do paciente, mas dissolve-se no espaço de uma hora. O adesivo de tecido utilizado nesta técnica foi o N-butil 2-cianoacrilato e foi aprovado para uso clínico em 1996. Desde então, tem sido amplamente utilizado para fechar lacerações superficiais e numa variedade de cirurgias. Os marcadores têm 1 ou 2 mm de diâmetro e são fáceis de apagar na imagem digital capturada. Os marcadores de resina são radiopacos e podem ser utilizados para fundir exames intra-orais e dados de tomografia computorizada de feixe cónico (CBCT) para o planeamento virtual da cirurgia de implantes guiada por computador.[79]

FLUXO DE TRABALHO PARA O FABRICO DE PRÓTESES DIGITAIS[80,81]

Efectua digitalizações intra-orais das arcadas edêntulas utilizando um scanner intra-oral. Processa e exporta as digitalizações para um computador de secretária. Desenha e imprime em 3D bases de registo para o fabrico de aros de oclusão. Utiliza o fluxo de trabalho para moldes de impressão individuais no software do sistema.

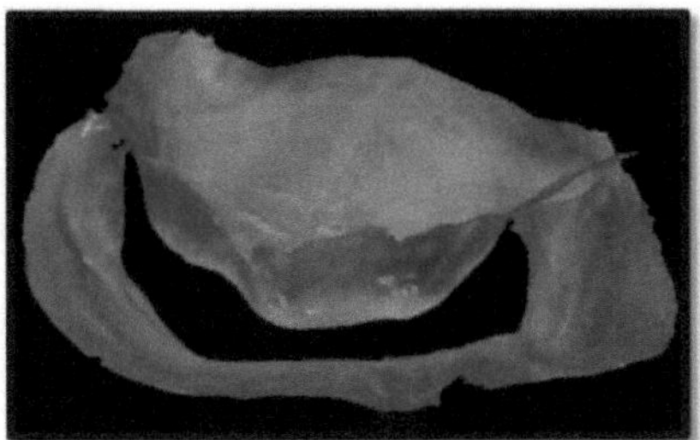

Figura 8.5

Coloca o espaço para o material a zero, para que as bases de registo fiquem completamente adaptadas à mucosa. Transfere os ficheiros de linguagem de tesselação padrão das bases de registo concebidas para a aplicação de software da impressora 3D e imprime-as com ácido poliláctico (PLA). Adiciona cera)às bases de registo impressas para os rebordos de oclusão definitivos.

Faz um registo da relação maxilo-mandibular. Regista a dimensão vertical da oclusão, o plano oclusal, o apoio labial, o comprimento dos incisivos superiores e a linha média. Obter um registo da relação cêntrica, avaliar se é uma posição repetível e registá-la nos aros de oclusão.

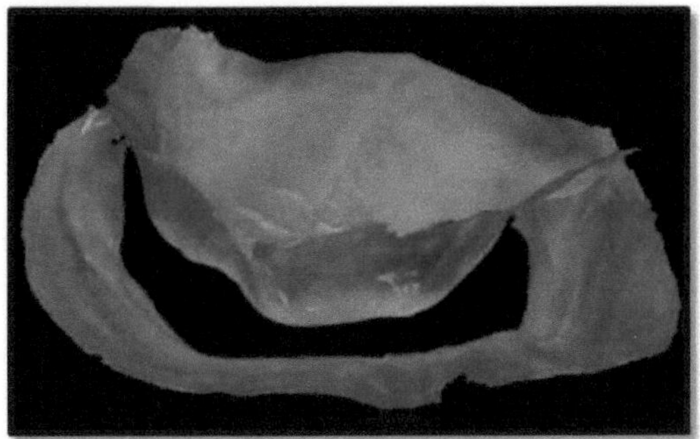

Figura 8.5

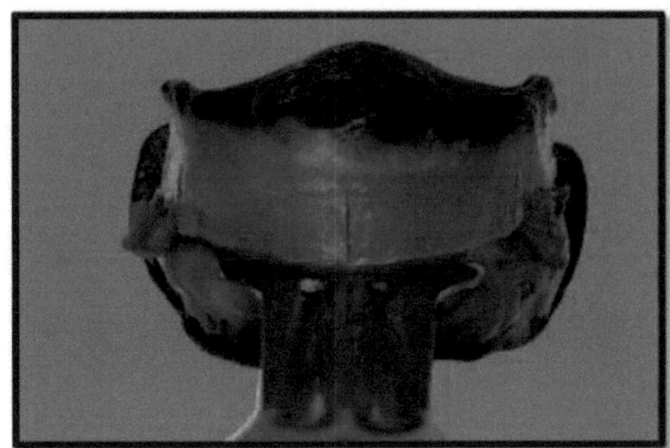

Figura 8.6

Examina os rebordos de oclusão. Executa esta tarefa intra-oralmente ou extra-oralmente. As jantes de oclusão podem ser digitalizadas intra-oralmente ou extra-oralmente com um scanner intra-oral; em alternativa, podem ser digitalizadas no laboratório dentário utilizando um scanner de laboratório. Digitaliza o terço inferior e o terço médio da face, bem como a face completa, com as jantes de oclusão colocadas e enquanto o paciente está a sorrir.

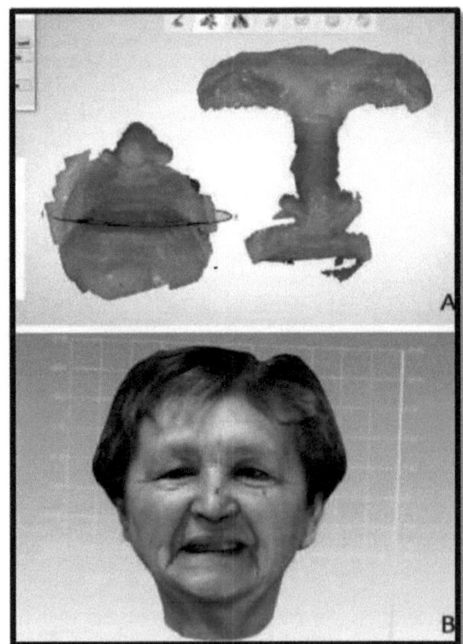

Figura 8.7

Cria uma ordem ("ordem" é como o processo de desenho é referido no software Dental System) para o desenho da prótese completa e importa as digitalizações intra-orais das arcadas edêntulas e a digitalização dos aros de oclusão. Se as arestas de oclusão foram digitalizadas extra-oralmente, alinha as digitalizações intra-orais com a digitalização das arestas de oclusão, utilizando a função "align to bite" (considerando a digitalização das arestas de oclusão como a "mordida"); se as arestas de oclusão foram digitalizadas intra-oralmente e o procedimento de alinhamento automático foi efectuado, omite este passo. Quando as digitalizações estiverem alinhadas, inicia o processo de desenho. Faz um protótipo rápido da prótese de prova.

Se necessário, altera a conceção de acordo com os novos dados adquiridos durante a avaliação clínica. O desenho pode ser ajustado simplesmente reabrindo a "ordem" e efectuando as alterações desejadas ou utilizando a digitalização da prótese de prova adaptada, importada na "ordem", como guia para uma maior precisão. Se as relações maxilo-mandibulares foram actualizadas, utiliza o "try-in workflow" disponível no software System para modificar automaticamente a posição das digitalizações, mantendo o desenho e simplificando o seu ajuste definitivo. Fresa a base da prótese e os dentes. Cola os dentes à base fresada com uma resina acrílica de polimerização rápida (Jet Repair; Lang Dental Mfg Co, Inc) seguindo as instruções do fabricante. Entrega as próteses completas definitivas.

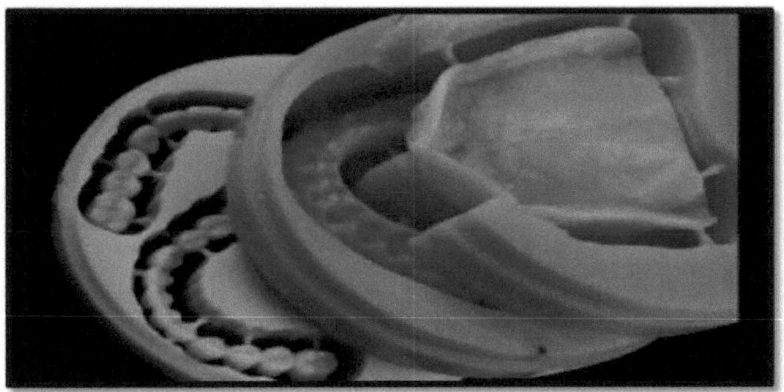

Figura 8.8 BASE DA DENTIRA FRESADA E DENTES

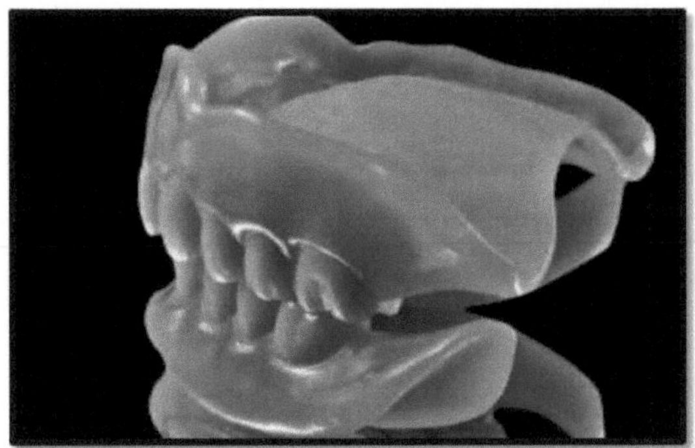
Figura 8.9 DENTURAÇÃO DIGITAL

DIGITALIZAÇÃO EM ARCADAS DENTADAS

O passo mais crítico no processo de fabrico de próteses dentárias fixas ou removíveis de encaixe preciso é a obtenção de uma impressão exacta de dentes preparados ou não preparados, implantes dentários, cristas edêntulas ou pontos de referência ou defeitos intra-orais. O advento de sistemas de moldagem altamente inovadores e precisos, baseados em novas tecnologias, criou uma mudança de paradigma no conceito de moldagem para pacientes dentados. Um sistema bem aceite

O princípio da dentisteria de restauração é que a restauração final só pode ser tão exacta e bem adaptada como a impressão final. O desafio clínico consiste em fornecer ao laboratório uma impressão final exacta da condição intra-oral. Este conceito é igualmente verdadeiro para as impressões digitais. A restauração final só pode ser tão exacta como o ficheiro de dados gravado. Todos os sistemas de moldagem digital e sistemas CAD/CAM de consultório dependem da capacidade de registar com precisão o ficheiro de dados, e existem vários princípios comuns a todas as câmaras que influenciam significativamente o resultado.

A primeira é que as impressões digitais são tão sensíveis à contaminação por humidade como os materiais de impressão tradicionais. O sangue e a saliva obscurecem a superfície do dente ou margem da câmara e impedem um registo preciso. Na melhor das hipóteses, a câmara regista a humidade como um contorno de superfície impreciso; na pior das hipóteses, não são registados quaisquer dados onde a humidade se acumulou. Em qualquer das situações, não é possível fabricar uma restauração exacta.

Um segundo princípio é que a gestão e retração inadequadas dos tecidos moles podem impedir a visualização das áreas marginais, resultando num registo impreciso com a câmara. Por muito desejável que seja a digitalização através dos tecidos moles, tal não é possível com os sistemas actuais. As câmaras digitais só podem registar dados que sejam diretamente visíveis para a lente da câmara. A retração dos tecidos moles é um pouco diferente para as impressões digitais em comparação com as impressões tradicionais. As impressões tradicionais geralmente requerem que os tecidos moles sejam retraídos lateralmente e verticalmente para além das margens da preparação do dente. A retração lateral dos tecidos moles permite a colocação de uma grande quantidade de material de impressão na margem para evitar que esta se rasgue ao ser removida. A retração vertical dos tecidos moles permite a impressão da estrutura dentária cervicalmente à margem para assegurar que a margem é registada com precisão. As impressões digitais apenas requerem que os tecidos moles sejam retraídos lateralmente o suficiente para visualizar as margens. Isto pode ser tão pouco como 150 μm para registar a margem da preparação do dente separadamente dos tecidos moles. Esta é uma das principais razões pelas quais os lasers de díodo são instrumentos adjuvantes particularmente populares para impressões digitais, uma vez que criam eficazmente a retração lateral, evitando a hemorragia e assegurando um campo de visão seco.

Uma preocupação comum relativa à utilização de sistemas de impressão digital é o grau em que podem registar as margens subgengivais. Desde que a câmara consiga visualizar a margem, esta será registada. Uma preocupação mais crítica pode ser até que ponto uma margem subgengival deve ser registada. Esta questão é especialmente importante se estiver a ser planeada uma restauração adesiva para o caso, uma vez que o resultado da restauração final também depende da capacidade de ligação previsível da restauração ao dente, e um isolamento cuidadoso é um requisito para o sucesso do adesivo.

Uma preocupação geral expressa por aqueles que não estão familiarizados com os sistemas de moldagem digital é a quantidade de tempo que demora a efetuar uma moldagem digital em comparação com uma moldagem tradicional. Um fator óbvio é que o nível de conforto do operador ao utilizar uma câmara intra-oral tem um impacto significativo no tempo necessário para registar as imagens. Para quem nunca utilizou uma câmara intra-oral do tipo varinha mágica, o objetivo inicial de aprendizagem é sentir-se confortável a utilizar a câmara intra-oral enquanto visualiza a imagem no monitor do computador. Uma técnica de aprendizagem recomendada é praticar a digitalização de pacientes voluntários sem preparações dentárias para se sentir confortável com a câmara antes de se concentrar na digitalização de preparações dentárias. A maioria dos relatórios de utilizadores experientes de sistemas digitais indicam que as impressões digitais são mais eficientes do que as impressões tradicionais, que normalmente requerem 5 a 7 minutos de tempo de preparação. Por exemplo, o tempo máximo de digitalização para uma única digitalização com o sistema Lava C.O.S. é de 7 minutos, sendo que a maioria dos quadrantes requer apenas 2 a 3 minutos. A maioria das digitalizações de quadrantes com o CEREC AC Bluecam pode ser concluída em menos de 45 segundos. No entanto, isto pode não ser verdade para todos os sistemas de moldagem digital. Um ensaio clínico aleatório recente questionou a eficácia das impressões digitais. O estudo comparou coroas fabricadas com impressões digitais iTero ou com uma técnica de impressão convencional. Os autores referiram que os tempos de moldagem e de ajuste da coroa foram significativamente mais longos quando foi utilizada a técnica digital, apesar de não terem sido encontradas diferenças significativas na adaptação marginal.[65,82,83]

Capítulo 9: Conclusão

A tecnologia está a ser incorporada em cada vez mais aspectos da medicina dentária clínica e a capacidade de captar uma impressão digital acrescenta um novo nível de capacidade de diagnóstico ao repertório do dentista. [5]

As fases de produção estão a ser cada vez mais automatizadas na tecnologia dentária. Uma vez que o preço do trabalho de laboratório dentário se tornou um fator importante no planeamento do tratamento e na terapia, a automatização poderia permitir uma produção mais competitiva em áreas com salários elevados, como a Europa Ocidental e os EUA. Os avanços na tecnologia informática permitem atualmente uma produção rentável de peças individuais. [9]

As restaurações dentárias produzidas com assistência informática tornaram-se mais comuns nos últimos anos. A maioria das empresas dentárias tem acesso a procedimentos CAD/CAM, quer no consultório dentário, no laboratório dentário ou sob a forma de centros de produção. Os muitos benefícios associados às restaurações dentárias geradas por CAD/CAM incluem: o acesso a novos materiais, quase sem defeitos, pré-fabricados industrialmente e controlados; um aumento da qualidade e da reprodutibilidade e também do armazenamento de dados compatível com uma cadeia de produção padronizada; uma melhoria da precisão e do planeamento, bem como um aumento da eficiência. [75,80]

Como resultado do desenvolvimento contínuo do hardware e software informático, são de esperar novos métodos de produção e novos conceitos de tratamento, que permitirão uma redução adicional dos custos. Os dentistas, que serão confrontados com estas técnicas no futuro, necessitam de certos conhecimentos básicos para poderem beneficiar destes novos procedimentos. [14]

A relativa facilidade com que os dados 3D de diferentes fontes, nomeadamente os agora populares sistemas de tomografia computorizada de feixe cónico (CBCT), podem ser combinados e comparados está também a abrir novas possibilidades para uma maior precisão e previsibilidade do tratamento. A capacidade de combinar dados radiográficos em 3D com digitalizações tridimensionais da superfície da dentição, incluindo o perfil dos tecidos moles, proporciona finalmente aos dentistas um modelo virtual altamente preciso e abrangente da boca, que pode ser examinado, o tratamento testado e os resultados previstos. [22] Embora a medicina dentária digital seja muito promissora para o futuro, o desafio para a lista crescente de intervenientes é garantir que a tecnologia proporciona verdadeiros benefícios aos profissionais e aos pacientes em termos de resultados clínicos, independentemente da "beleza" do processo envolvido, assegurando ao mesmo tempo que a acessibilidade é mantida e que os investimentos podem ser bem e verdadeiramente rentabilizados.[82]

Capítulo 10: Resumo

Em resumo, gostaria de citar Stewart Brand: "quando uma nova tecnologia te atinge, se não fizeres parte do rolo compressor, fazes parte da estrada". Não sugiro que tudo tenha de se tornar digital; o digital não é necessariamente a direção ideal para todas as situações, mas a aplicação progressiva da digitalização em diferentes especialidades da medicina dentária irá marcar o futuro da medicina dentária contemporânea. A prática dentária seria mais conveniente tanto para o dentista como para os pacientes se as tecnologias acima referidas fossem implementadas de forma sensata. A principal preocupação em relação às tecnologias dentárias é o seu elevado custo; no entanto, a investigação continua a disponibilizar estas tecnologias ao alcance dos dentistas. Os profissionais de medicina dentária têm de acompanhar os novos avanços em todo o mundo e o mesmo se aplica à digitalização, uma vez que esta continua a facilitar a vida aos dentistas e aos pacientes. Para facilitar a utilização das aplicações digitais, as empresas de fabrico devem apresentar características de fluxo de trabalho mais simples e fáceis para ajudar os profissionais de medicina dentária, juntamente com o fator custo numa base regular. A investigação tem de ser mantida para melhorar a produtividade dentária. Quer se trate do desenvolvimento da ciência dos materiais, do equipamento mais recente ou de técnicas de tratamento melhoradas... tudo se deve à investigação contínua. A digitalização permite muitos métodos de investigação mais recentes e eficazes. E para terminar com uma nota, que o esforço é levar a Prostodontia a maiores alturas.

Bibliografia

1. van der Zande MM, Gorter RC, Wismeijer D. Dental practitioners and a digital future: an initial exploration of barriers and incentives to adopting digital technologies. British dental journal. 2013 Dec;215(11):E21-.

2. Mehl C, Harder S, Byrne A, Kern M Prostodontia em tempos digitais: um relato de caso.Quintessence Int 2013; 44:29-36

3. Beuer F, Schweiger J, EdelhoffD.Digital dentistry: Uma visão geral dos desenvolvimentos recentes para restaurações geradas por CAD/CAM. Br Dent J 2008; 204:505-511

4. Miyazaki T, Hotta Y, Kunii J, Kuriyama S, Tamaki Y.Uma revisão do CAD/CAM dentário: Estado atual e perspectivas futuras a partir de 20 anos de experiência.Dent Mater J 2009; 28(1): 44-56.

5. Marinello CP, Brugger R. Prótese Completa Removível Digital - uma visão geral. Relatórios actuais de saúde oral. 2021 Oct 17:1-5.

6. Nayar S, Mahadevan R. A Paradigm shift in the concept for making dental impressions. J Pharm Bioallied Sci. 2015 Apr;7(Suppl 1):S213-5. doi: 10.4103/0975-7406.155910. PMID: 26015714; PMCID: PMC4439674

7. Bhambhani R, Bhattacharya J, Sen SK. Digitalização e sua abordagem futurista em prótese dentária. J Indian Prosthodont Soc. 2013 Sep;13(3):165-74. doi: 10.1007/s13191-012-0181-2. Epub 2012 Oct 7. PMID: 24431730; PMCID: PMC3732726

8. Singh M. et al., Int J Dent Health Sci 2014; 1(2): 208-219

9. O impacto atual da tecnologia digital na prótese dentária. Revista de Odontologia Americana.

10. Papadiochos I, Papadiochou S, Emmanouil I. A evolução histórica dos materiais de impressão dentária. Jornal da História da Medicina Dentária. verão/outono de 2017;65(2):79-89. PMID: 28777510.

11. Gupta R, Brizuela M. Materiais de Impressão Dentária. [Atualizado em 2022 Jun 7]. In: StatPearls [Internet]. Treasure Island (FL): StatPearls Publishing; 2022 Jan. Disponível em: https://www.ncbi.nlm.nih.gov/books/NBK5744

12. Impressões digitais: A New Era in Prosthodontics YaminiRuthwal, ShivaniParmar, SurbhiAbrol* ArchanaNagpal, Rajeev Gupta *Autor para correspondência (HDC,Sundernagar, H.P)

13. Moormann, W. H. (2006). A evolução do sistema CEREC. Jornal da

Associação Dentária Americana, *137, 7S-13S.*

doi: 10.14219/jada.archive.2006

14. scanners intra-orais: Um Novo Olhar na Medicina Dentária Baheti MJ[1] *, Soni UN[1] , Gharat NV[1] , Mahagaonkar P[2] , Khokhani R[2] e Dash S[1]

15. M. Schmitter, B. Seydler B, Facetas cerâmicas de dissilicato de lítio minimamente invasivas fabricadas com CAD/CAM em cadeira: Um relatório clínico, The Journal of Prosthetic Dentistry, Volume 107, Edição 2, 2012

16. Rinke S, Ziebolz D. Fabrico de uma sobredentadura suportada por implantes utilizando a tecnologia CAD/CAM: um relatório clínico. Quintessence Int. 2013 Feb;44(2):127-34. doi: 10.329023444179. , /j.qi.a28930. PMID

17. Mangano F, Gandolfi A, Luongo G, Logozzo S. Intraoral scanners in dentistry: a review of the current literature. BMC Oral Health. 2017 Dec 12;17(1):149. doi:10.1186/s12903-017-0442-x. PMID: 29233132; PMCID: PMC5727697.

18. Peffley-Routt, Teerão. (2018). A vantagem da medicina dentária digital.

19. Aakanksha Mahesh Dalal, Samruddhi Rathi, Mithelesh Dhamande, Digital Impressions in Dentistry, J Res Med DentSci, 2022, 10 (7): 076-08

2 0.Swapna, BV and Kamath, Vignesh (2020) *Digital Impressions In Prosthodontics - An Overview.* Revista de Revisões Críticas, 7 (14). pp. 733735. ISSN 2394-5125

21. Kravitz, Neal & Groth, Christian & Jones, Perry & Graham, John & Redmond, W. (2014). Scanners digitais intra-orais. Jornal de ortodontia clínica: JCO. 48. 337-347.

22. [Suresh S. Kamble, Ajit S. Jankar, Vidya A. Vaybase, Suraj Sonawane, Pratiksha Somwanshi e Shital Wagh (2020); DIGITAL DENTISTRY: UMA VISÃO GERAL SOBRE OS RECENTES AVANÇOS NO SCANNER INTRAORAL *Int. J. of Adv. Res.* 8 (Sep). 1244-1250] (ISSN 2320-5407)

23. A precisão dos scanners intra-orais na arcada dentária maxilar: uma análise *in vivo* Jonas Winkler & Nikolaos Gkantidis

24. Abduo J, Elseyoufi M. Precisão dos scanners intra-orais: Uma revisão sistemática dos factores de influência. Eur J Prosthodont Restor Dent. 2018 Aug 30;26(3):101-121. doi: 10.1922/EJPRD_01752Abduo21. PMID: 29989757.

25. Ting-Shu S, Jian S. Técnica de impressão digital intra-oral: Uma revisão. J

Prosthodont. 2015 Jun;24(4):313-21. doi: 10.1111/jopr.12218. Epub 2014 Sep 14. PMID: 25220390.

26. Stimmelmayr M, Güth JF, Erdelt K, Edelhoff D, Beuer F. Avaliação digital da reprodutibilidade do ajuste do scanbody do implante - um estudo in vitro. Clin Oral Investig. 2012 Jun; 16(3):851-6. doi: 10.1007/s00784-011-0564-5. Epub 2011 Jun 4. PMID: 21647591.

27. Witkowski, S. (2005). (CAD-)/CAM na tecnologia dentária. Quintessence Dent Technol, 28, 169-184

28. Beuer F, Schweiger J, Edelhoff D. Medicina dentária digital: Uma visão geral dos desenvolvimentos recentes para restaurações geradas por CAD/CAM. Br Dent J 2008; 204:505-511.

29. Fasbinder DJ. Chairside CAD/CAM: uma visão geral das opções de materiais de restauração. Compend Contin Educ Dent 2012; 33(1): 50-58.

30. Fasbinder DJ. Materiais para restaurações CAD/CAM em consultório. Compend Contin Educ Dent 2010; 31(9): 702-709.

31. Dissilicato de lítio IPS e.max: o futuro da odontologia em cerâmica pura. Ciência dos materiais, aplicações práticas, chaves para o sucesso. Publicação Ivoclar 627329.

32. Brandt S, Winter A, Lauer HC, Kollmar F, Portscher-Kim SJ, Romanos GE. IPS e.max para restaurações de cerâmica pura: Sobrevivência Clínica e Taxas de Sucesso de Coroas de Cobertura Total e Dentaduras Parciais Fixas. Materials (Basel). 2019 Feb 2;12(3):462. doi: 10.3390/ma12030462. PMID: 30717358; PMCID: PMC6384731.

33. Guess PC, Zavanelli RA, Silva NR, Bonfante EA, Coelho PG, Thompson VP. Coroas monolíticas CAD/CAM de dissilicato de lítio versus coroas revestidas de Y-TZP: comparação dos modos de falha e fiabilidade após fadiga. Int J Prosthodont. 2010 Set-Out;23(5):434-42. PMID: 20859559.

34. Giordano R. Materiais para restaurações produzidas por CAD/CAM no consultório. J Am Dent Assoc. 2006 Sep;137 Suppl:14S-21S. doi: 10.14219/jada.archive.2006.0397. PMID: 16950933.

35. Nguyen, J.-F., Migonney, V., Ruse, N. D., & Sadoun, M. (2013). Propriedades de blocos experimentais de resina composta dentária à base de uretano

dimetacrilato obtidos por termopolimerização sob alta pressão. Dental Materials, 29(5), 535-541. doi:10.1016/j.dental.2013.02.00

36. Ruse ND, Sadoun MJ. Blocos de resina composta para CAD/CAM dentário aplicações. J Dent Res. 2014 Dec;93(12):1232-4. doi: 10.1177/0022034514553976. Epub 2014 Oct 24. PMID: 25344335; PMCID: PMC4462808.

37. Kassem AS, Atta O, El-Mowafy O. Resistência à fadiga e microinfiltração de coroas de molares em cerâmica CAD/CAM e compósito. J Prosthodont. 2012 Jan;21(1):28-32. doi: 10.1111/j.1532-849X.2011.00773.x. Epub 2011 Oct 18. PMID: 22008462.

38. Zhang L, Hou XX, Aishan M, Tian MT, He HY. Avaliação Clínica de 3 Anos de Dentes Posteriores Tratados Endodonticamente Restaurados com Coroas Parciais Fabricadas em Resina Nanocerâmica com Desenho Assistido por Computador/Fabricação Assistida por Computador (CAD/CAM). Med Sci Monit. 2022 Aug 18;28:e937331. doi: 10.12659/MSM.937331. PMID: 35978528; PMCID: PMC9397146.

39. Barutçugil, Ç., Bilgili, D., Barutcigil, K., Dündar, A., Büyükkaplan, U. §., & Yilmaz, B. (2019). *Alterações de descoloração e translucidez dos materiais CAD-CAM após exposição a bebidas. O Jornal de Dentisteria Protética.* doi:10.1016/j.prosdent.2019.01.

40. Tsitrou EA, Helvatjoglu-Antoniades M, van Noort R. Uma avaliação preliminar da integridade estrutural e do modo de fratura de coroas CAD/CAM ligadas a resina minimamente preparadas. Jornal de Medicina Dentária. 2010 Jan 1;38(1):16-22.

41. Fontes, S. T., Fernández, M. R., Moura, C. M. de, & Meireles, S. S. (2009). *Estabilidade de cor de um compósito de nanofill: efeito de diferentes meios de imersão. Journal of Applied Oral Science, 17(5), 388-391.* doi:10.1590/s1678- 7757200900050

42. Van Noort, R. (2012). O futuro dos dispositivos dentários é digital. Dental Materials, 28(1), 3-12. doi:10.1016/j.dental.2011.10.014

43. Abdullah AO, Muhammed FK, Zheng B, Liu Y. An Overview of Computer Aided Design/Computer Aided Manufacturing (CAD/CAM) in Restorative Dentistry (Visão geral do desenho assistido por computador/fabricação

assistida por computador (CAD/CAM) em odontologia de restauração). Jornal de materiais e técnicas dentárias. 2018 Jan 1;7(1).

44. Drago, C. J. (2006). *Dois novos protocolos clínicos/laboratoriais para restaurações de implantes CAD/CAM. Jornal da Associação Dentária Americana, 137(6), 794-800.* doi:10.14219/jada.archive.2000292

45. BEUER, F., AGGSTALLER, H., EDELHOFF, D., GERNET, W., & SORENSEN, J. (2009). *Ajustes marginais e internos de próteses dentárias fixas com retentores de zircónia. Dental Materials, 25(1), 94-102.* doi:10.1016/j.dental.2008.04.01

46. Miyazaki T, Hotta Y, Kunii J, Kuriyama S, Tamaki Y. Uma revisão do CAD/CAM dentário: estado atual e perspectivas futuras de 20 anos de experiência. Revista de materiais dentários. 2009;28(1):44-56.

47. Chen, Z. C., Dong, Z., & Vickers, G. W. (2003). *Subdivisão automatizada de superfícies e geração de trajectórias de ferramentas para maquinagem CNC de peças esculpidas em eixos. Computers in Industry, 50(3), 319-331.* doi:10.1016/s0166- 3615(03)00019

48. Sykes LM, Parrott AM, Owen CP, Snaddon DR. Aplicações da tecnologia de prototipagem rápida em próteses maxilofaciais. Int J Prosthodont 2004; 17: 454-459.

49. Pandey PM. Tecnologias de prototipagem rápida, aplicações e planeamento da deposição de peças. Rapid Prototyping Journal 2003; 9(5): 274-288.

50. Sljivic M, Stanojevic M, Grujovic N, Radonjic R. Otimização da tecnologia de prototipagem rápida para aplicações médicas avançadas. Materiais Contemporâneos 2011; 1: 76-83

51. Bhoyer A and Hazari P. Additive rapid prototyping a technology of shaping virtual images. Guident 2012; 3: 72-76.

52. Biglino G, Schievano S,Taylor AM.The use of rapid prototyping in clinical applications Advanced Applications of Rapid Prototyping Technology in Modern Engineering 2011; 21-35.

53. Khadka RT.Impressão 3D: moldando o futuro.Dental Technician 2013; 4(2): 28.

54. Pham DT, Gault DS.A comparison of rapid prototyping technologies. International Journal of Machine Tools and Manufacture 1998; 38: 12571287.

55. McGurk M, Potamianos P, Goodger NM, Amis AA.Técnicas de prototipagem rápida para a modelação anatómica em medicina.Ann R Coll Surg Engl 1997; 79: 169-174.

56. Lee MY, Chang CC, Ku YC. Novas técnicas de imagiologia e de prototipagem rápida baseadas em camadas para a conceção e fabrico assistidos por computador de restaurações dentárias personalizadas. *J Med Eng Technol.* 2008;32(1):83-90.

57. Joshi MD, Dange SP, Khalikar AN.Tecnologia de prototipagem rápida em prótese maxilofacial: noções básicas e aplicações.J Ind Prosthodont Soc 2006; 6(4): 175-178.

58. Winder J, Bibb R. Tecnologias de prototipagem rápida médica: estado da arte e limitações actuais para aplicações em cirurgia oral e maxilofacial. J Oral Maxillofac Surg2005; 63: 1006-15

59. Zein I, Hutmacher DW, Tan KC, Teoh SH. Modelação por deposição fundida de novas arquitecturas de andaimes para engenharia de tecidos. Biomaterials 2002;23:1169-85

60. Centola M, Rainer A, Spadaccio C, et al. Combinando electrospinning e modelagem de deposição fundida para a fabricação de um enxerto vascular híbrido. Biofabrication2010;2(March (1)):014102

61. Silva NR, Witek L, Coelho PG, et al. Processo CAD/CAM aditivo para restaurações dentárias. J Prosthodont 2011;20:93-6.

62. Schuurman W, Khristov V, Pot MW, et al. Bioimpressão de construções de tecidos híbridos com propriedades mecânicas personalizáveis. Biofabrication 2011;3(June (2)):021001 [Epub 2011May 20].

63. Nayar S, Bhuminathan S, Bhat WM. Prototipagem rápida e estereolitografia em medicina dentária. J Pharm Bioallied Sci. 2015 Abr;7(Suppl 1):S216-9. doi: 10.4103/0975-7406.155913. PMID: 26015715; PMCID: PMC4439675.

64. Rekow D. Desenho e fabrico assistido por computador em medicina dentária: uma revisão do estado da arte.J Prosthet Dent 1987; 58(4): 512-516.

65. Zemnick C, Woodhouse SA, Gewanter RM, Raphael M, Piro JD. Técnica de prototipagem rápida para a criação de um escudo contra radiações.J Prosthet Dent 2007; 97: 236-41

66. Lee SJ, Jung Y, Lee CY, Choi SY, Kum KY. Aplicação clínica da prototipagem

rápida assistida por computador para transplante de dentes.

67. Pham DT, Gault RS. Comparação de tecnologias de prototipagem rápida. Jornal internacional de máquinas-ferramentas e fabrico. 1998 Oct 1;38(10-11):1257-87.

68. M. Orme, K. Willis, J. Courter, The development of rapid prototyping of metallic components via ultra uniformdroplet deposition, Actas da 5ª Conferência Internacional sobre Prototipagem Rápida, Dayton, Ohio, 12-15 de junho de 1994, pp. 27-37

69. E. Sachs, J. Cornie, D. Brancazio, J. Bredt, A. Curodeau, T. Fan, S. Khanuja, A. Lauder, J. Lee, S. Michaels,Three dimensional printing: the physics and implications of additive manufacturing, CIRP Annals 42 (1) (1993)257-260

70. C.C. Kai, 3D rapid prototyping technologies and key development areas, Computing and Control EngineeringJournal August (1994) 200-206.

71. A.P. Nyaluke, D. An, H.R. Leep, H.R. Parasaei, Rapid prototyping in academic institutions and industry, Computerand Industrial Engineering 29 (1995) 345-349.

72. Walmsley AD, Pinsent RH, Laird WR. Próteses completas: 1. Planeamento do tratamento e cuidados preliminares. Dent Update 1991;18:257-60.

73. Winstanley RB, Carrotte PV, Johnson A. A qualidade das impressões para coroas e pontes recebidas em laboratórios dentários comerciais. Br Dent J 1997;183:209-1

74. Millstein PL. Determinação da precisão de moldes de gesso feitos de gesso dentário tipo IV. J Oral Rehabil 1992;19:239-43.

75. Fang JH, An X, Jeong SM, Choi BH. Técnica de digitalização intra-oral para maxilares edêntulos. J Prosthet Dent. 2018 May; 119(5):733-735. doi: 10.1016/j.prosdent.2017.05.008. Epub 2017 Sep 6. PMID: 28888413.

76. Lee JH. Melhora as impressões digitais de áreas edêntulas. J Prosthet Dent 2017;117:448-9

77. Latham, J., Ludlow, M., Mennito, A., Kelly, A., Evans, Z., & Renne, W. (2020). Efeito do padrão de varredura em varreduras de arcada completa com 4 scanners digitais. The Journal of Prosthetic Dentistry, 123(1), 85-95. doi:10.1016/j.prosdent.2019.02

78. Patzelt SB, Vonau S, Stampf S, Att W. Avalia a viabilidade e a precisão da

digitalização de maxilares edêntulos. J Am Dent Assoc 2013;144:914-20

79. Inal S, Yilmaz N, Nisbet C, Guvenc T. Achados bioquímicos e histopatológicos do N-Butil-2-Cianoacrilato em cirurgia oral: um estudo experimental. Oral Surg Oral Med Oral Pathol Oral Radiol 2016;102:e14-7.

80. Lo Russo, L., Salamini, A., Troiano, G., & Guida, L. (2020). *Próteses digitais: Um protocolo baseado em scans intra-orais. O Jornal de Odontologia Protética.* doi:10.1016/j.prosdent.2020.02

81. Lo Russo L, Ciavarella D, Salamini A, Guida L. Alinhamento de digitalizações intra-orais e registo das relações maxilo-mandibulares para os desdentados

82. Ahlholm, P., Sipila, K., Vallittu, P., Jakonen, M., & Kotiranta, U. (2016). *Digital Versus Conventional Impressions in Fixed Prosthodontics: A Review. Journal of Prosthodontics, 27(1), 35-41.* doi:10.1111/jopr.12527

83. Birnbaum NS e Aaronson HB. Impressões dentárias utilizando scanners digitais 3D: o virtual torna-se realidade. Compend Contin Educ Dent 2008; 29(8): 494-505

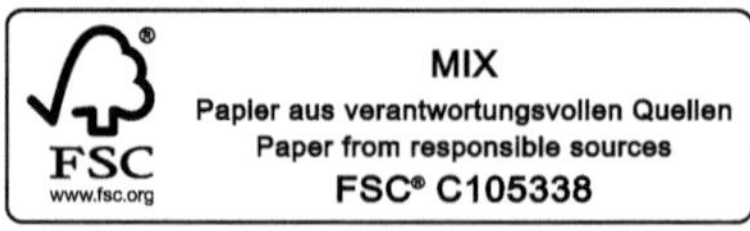

Printed by Books on Demand GmbH, Norderstedt / Germany